— 全国高等职业教育康复治疗技术专业新形态规划教材 —

传统运动疗法

（供康复治疗技术、中医康复技术、
中医养生保健等专业使用）

主　编　郑永亮

U0823731

中国协和医科大学出版社
北　京

内容提要

本教材是“全国高等职业教育康复治疗技术专业新形态规划教材”之一，系根据本套教材的编写指导思想和原则要求，结合专业培养目标和本课程要求的教学目标编写而成，内容涵盖了传统运动疗法概述、传统运动功法的演练教学、传统运动疗法临床案例实践。此外，本教材还增加了丰富的数字资源，包括教学视频、微课、课件、思维导图、岗位对标考试等知识点总结、能力测试等，丰富了教材内容，增强了线上和线下教学的联动性，以提升学生学习的主动性和积极性。

本教材主要供康复治疗技术、中医康复技术、中医养生保健等专业使用，还可作为养生保健、推拿、康复行业从业人员及自我养生保健社会人员的参考书。

图书在版编目（CIP）数据

传统运动疗法 / 郑永亮主编. -- 北京 : 中国协和医科大学出版社, 2025. 7. -- (全国高等职业教育康复治疗技术专业新形态规划教材). -- ISBN 978-7-5679-2618-9

Ⅰ. R455

中国国家版本馆CIP数据核字第2025783FT9号

主　　编　郑永亮
策划编辑　魏亚萌
责任编辑　魏亚萌　张仟姗
封面设计　邱晓俐
责任校对　张　麓
责任印制　黄艳霞
出版发行　**中国协和医科大学出版社**
（北京市东城区东单三条9号　邮编100730　电话010-65260431）
网　　址　www.pumcp.com
印　　刷　三河市龙大印装有限公司
开　　本　889mm×1194mm　1/16
印　　张　9.25
字　　数　240千字
版　　次　2025年7月第1版
印　　次　2025年7月第1次印刷
定　　价　42.00元

全国高等职业教育康复治疗技术专业
新形态规划教材建设指导委员会

全国高等职业教育康复治疗技术专业
新形态规划教材数字教材建设指导委员会

编者名单

主　　编 郑永亮

副 主 编 潘海强　杨雅琴　张林落

编　　者（按姓氏笔画排序）

马向丽（宝鸡职业技术学院）

王　锐（盐城市第三人民医院）

田小婷（重庆医药高等专科学校）

祁凤燕（盐城市第四人民医院）

杨雅琴（广东食品药品职业学院）

吴俊霞（南昌健康职业技术学院）

沈　婷（湖南中医药高等专科学校）

张林落（江苏护理职业学院）

郑永亮（江苏医药职业学院）

梁延昌（广东云浮中医药职业学院）

蒋静雅（江苏护理职业学院）

潘海强（泰山护理职业学院）

数字教材编者名单

主　　编　郑永亮

副 主 编　陈继辉

编　　者（按姓氏笔画排序）

杨雅琴（广东食品药品职业学院）

沈　婷（湖南中医药高等专科学校）

张林落（江苏护理职业学院）

陈继辉（江苏医药职业学院）

郑永亮（江苏医药职业学院）

出版说明

随着我国人口老龄化加速、慢性病患病率上升及全民健康意识增强，康复治疗技术已成为现代医疗体系的重要支柱。《“健康中国2030”规划纲要》提出，要加强康复等急需紧缺专业人才培养培训，加大康复治疗师等健康人才培养培训力度。当前，我国康复治疗师缺口高达数十万人，专业人才培养迫在眉睫。同时，智能康复设备、数字疗法等新技术的应用，要求从业者兼具传统康复技能与数字化工具操作能力。在此背景下，职业教育作为技术技能人才培养的主阵地，亟需建设适应产业升级、符合岗位需求的新型教材体系，为培养高层次、专业化人才奠定基础。

本套教材以实践科学发展观为指导思想，以服务教学、指导教学、规范教学、适应我国医学教育改革为宗旨，立足高等职业教育教学实际，以胜任能力培养为目标，使课程设置与理论实践紧密衔接，突出教材内容的实用性、先进性、科学性和通用性。本套教材为新形态教材，具体体现为：体现教育改革精神与职业教育特色；注重产教融合，突出实践教学；以实际操作技能为导向，融入新技术、新方法；融合思政，强化价值引领；以学生为中心，丰富模块设计；纸质教材与数字教材融合；教材编写在贯彻职业教育理念的同时，亦充分体现现代化的教育思想和方法，以全面提升学生的创新精神、人文素养、胜任能力等综合素质，培养适应医疗卫生体制改革的复合型和应用型人才。

同时，本套教材的编写遵循教材编写的基本规律，秉持“三基、五性、三特定”的原则，注重基础理论、基本知识和基本技能的培养，内容深度和广度适应全国高等职业教育的需求。教材编写以康复治疗技术专业的培养目标为导向，着重培养学生的职业技能，满足职业岗位需求、学生学习需求和社会需求。教材内容涵盖了康复治疗领域工作岗位所需的知识、技能和素质，帮助学生全面理解工作岗位，培养学生科学的临床思维和学习方法，以满足社会对学生知识和技能的要求，强调培养学生的创新能力、信息获取技能和终身学习能力，确保教材的启发性。在编写过程中，我们充分考虑到高等职业教育的多样性，确保教材既能适应不同院校的需求，又能满足学生毕业时的知识和技能要求。

本套教材涵盖康复评定技术、运动疗法技术、作业治疗技术等17门课程，定位清晰、特色鲜明，具有以下特点。

一、构建高质量、互动性强的创新形态教材体系

本系列教材为创新形态教材，教材所有内容，均实现数字化呈现；同时，为纸质教材提供配套教学视频、微课、思维导图、教学课件、在线练习等丰富教学资源，学生可直接获取与教材内容相关联的课程资源；支持多媒体资源嵌入与实时更新；配套的数字教材平台，支持在线教学、资源共享、数据分析等功能，实现教学全流程数字化管理，满足多样化教学需求。这种创新的学习方式，不仅提高了教学效果，也丰富了学习体验，使学习更加便捷，提升了学生的学习积极性和主动性。

二、强化价值引领，助推专业教育与思政教育相融合

本套教材以专业知识为载体，以思政教育为引领，深度挖掘专业课程蕴含的思政资源，巧妙融入教材内容，全方位助推专业教育与思政教育深度交融，培育德技兼修人才。在教材编写中，我们注重以康复案例为切入点，将社会主义核心价值观、医者仁心的职业精神、中华优秀传统文化等思政元素自然融入专业知识点。引导学生树立正确的职业价值观，具备社会责任感，在实践教学环节强化人文关怀培养，使学生在掌握专业技能的同时，自觉践行"健康所系，性命相托"的医者担当。

三、体现教育改革精神与职业教育特色

本套教材深入贯彻国家职业教育改革精神，坚持以人为本、能力为重，强调实践操作和技能培训，注重培养学生的职业素养和实际工作能力。内容贴近职业实践，力求使学生能够顺利进入职业领域，成为胜任基层医疗机构或康复治疗相关岗位的高级技术型专业人才。编写过程中，我们注重教材内容与实际工作岗位匹配，确保教材内容符合基层实际工作的需求。

四、注重产教融合，突出实践教学

高等职业教育强调产教深度融合，创新培养模式，这是职业教育的重要发展方向。本套教材的建设始终把提高人才培养质量放在首位，密切联系实际，突出实践教学，将专业内容设置与行业需求对接；推动教学与行业技术发展同步，使课程内容与职业标准对接；完善职业教育教学过程机制，使教学过程与实际工作过程对接。

五、贴合考试，对接行业需求

本教材严格遵循《国家职业教育改革实施方案》及职业教育规划教材建设要求，以康复治疗师职业标准为核心，将岗位技能、职业技能竞赛、职业资格考试内容有机融入教材，实现"岗课赛证"融通，助力学生无缝对接行业需求。

六、以学生为中心，丰富模块设计

考虑到职业教育学生的年龄和学习特点，本套教材的模块设置丰富多样，包括案例导入、思维导图、考试知识点总结、习题等模块。这种结构不仅有助于学生理解和记忆知识点，还能提高学生的学习兴趣和学习效果。每个模块设计精细，既有理论讲解，又有实践应用，旨在全面提升学生的综合素质。

希望本套教材的出版，能够推动高质量康复治疗技术专业人才的培养，促进我国康复治疗专业领域的教材建设与教育发展，为促进我国康复事业的发展和保障人民健康作出积极贡献。

前　言

随着人们对健康的需求不断提高、康复医学的快速发展，传统运动疗法的重要性日益凸显。目前，传统运动疗法的课程少有独立成册的教材，多以其他教材中的一章呈现，且内容单一，只讲功法练习招式，未全面系统阐述临床应用价值和方法，与现代临床研究的最新进展明显脱节。同时，缺少传统运动疗法在失眠障碍、颈椎病等常见病康复治疗中的应用介绍，也缺乏有说服力的临床案例。为了满足高等职业院校培养高素质应用型专业人才的需求及职业能力要求，本教材按照本套教材的编写指导思想和原则要求，同时结合本课程教学大纲，由从事教学和临床一线工作的教师、医生悉心编写而成。

本教材创新性地采用双重视角构建教学内容体系，如第二章以运动教练的专业视角，系统阐述了传统功法的教学要点与练功方法，通过动作拆解、动作要领和功法作用，帮助学生准确掌握功法技巧；第三章则以康复治疗师的临床视角，进行完整的康复实施流程示范，针对失眠障碍、颈椎病等常见病，详细演示传统运动疗法在疾病康复中的具体应用方案，便于学生学习模仿。

本教材着重体现"知行合一""学以致用"的课程特色。为此，教材内容设计贴近学生需求，希望通过课程学习，让学生切实体会到传统运动疗法能解决失眠障碍、颈椎病等健康问题。同时，为了能够客观评价授课目标实现情况，本教材设计了学生健康受益授课目标达成情况调查表，可让学生于授课前后分别填写，评估学生健康受益情况，并建议将此调查表的结果纳入课程成绩评价的一部分。只有让学生成为传统运动疗法的受益者，才能培养出学生学习传统运动疗法的兴趣，才能愿意在生活中、在未来的职业生涯中推广传统运动疗法。从而让学生成为中国传统疗法的练习者、受益者和推广者，树立职业院校青年学生的文化自信。

本教材内容涵盖了传统运动疗法概述、传统运动功法的演练教学、传统运动疗法临床案例实践。此外，本教材还增加了丰富的数字资源，包括教学视频、微课、课件、思维导图、知识点总结、能力测试等，丰富了教材内容，增强了线上和线下教学的联动性，以提升学生学习的主动性和积极性。本教材主要供康复治疗技术、中医康复技术、中医养生保健等专业使用，还可作为养生保健、推拿、康复行业从业人员及自我养生保健社会人员的参考书。

本教材的顺利完成，凝聚了众多同仁的心血与智慧。首先，谨向参与编写工作的各位编者致以最诚挚的谢意，感谢各位编者在繁忙的教学、临床、科研之余，倾注大量时间打磨内容，反复推敲章节逻辑，确保了教材的专业性与严谨性。由于编者水平有限，教材中难免存在疏漏或不当之处，恳请广大读者、业界同仁不吝指正，以便不断修订完善。

编　者

2025 年 4 月

目 录

第一章　传统运动疗法概述

教学课件

微课：传统运动疗法的学习方法

学习目标

素质目标

（1）具有继承和发扬祖国传统医学的责任感。

（2）具有勤奋学习的态度和对患者强烈的责任心和同理心，自觉尊重患者的人格。

（3）具有认真、严谨、耐心、细致的工作作风，具有健康的心理状态和良好的职业素养。

知识目标

（1）掌握：传统运动疗法的练功基本原则、基本方法；功法的临床应用。

（2）熟悉：传统运动疗法中常用功法的基本特点和功效机制。

（3）了解：传统运动疗法的概念和历史发展。

能力目标

（1）能为患者解释各种功法专业术语的含义。

（2）能用中医理论为患者解答练功的作用机制和原理。

案例导入

【案例】

患者，男，60岁。患高血压和颈椎病多年，目前服用苯磺酸氨氯地平、厄贝沙坦、吲达帕胺3种降压药，血压控制仍然不理想，血压（120～150）/（80～100）mmHg。患者颈肩部经常酸痛不适，左上肢有时伴有放射性麻木，经常做推拿按摩，症状时好时坏。患者听说传统运动疗法可以帮助控制血压、改善颈椎功能，非常感兴趣，但不知是否真的有效，也不知如何练习。

【问题】

1．传统运动疗法是否可以帮助患者控制血压、改善颈椎功能？它的作用机制是什么？

2．选择传统运动疗法的原则和方法是什么？

3．如果你是患者的康复师，如何指导他进行练习呢？

·核心知识拆解·

第一节　传统运动疗法的概念和历史发展

一、概念

传统运动疗法，又称为“导引”“气功”，是我国古代劳动人民在长期与衰老及疾病做斗争的实践中逐渐形成的一种自我身心锻炼的健身方法。传统运动疗法是在中医理论的指导下，通过肢体活动与意识、呼吸、自我按摩的结合，以达到保养身心、防治疾病和改善功能，以及提高推拿专业技能为目的的一种医疗方法。练功的“功”指的是功夫，主要由功底、功时、功力等要素组成。功底反映了一个人的悟性与练功素质；功时则表示练功累积的时间；而功力则是练功的效果。练功的形式多种多样，包括徒手练功法、器械练功法、武术练功法及医疗练功法等。

二、历史发展

传统运动疗法在我国有着悠久的历史。早在先秦时期，随着社会的进步，人们已经对养身保健产生了较大的追求。周文王的《周易》、老子的《道德经》，以及《黄帝内经》《吕氏春秋》《行气玉佩铭》等著作都对导引吐纳、强身祛病等问题进行了论述，从而为传统运动疗法的理论水平提升奠定了坚实的基础。尤其是精气神兼养、“天人合一”与“顺应自然”等功法养生思想对后世功法产生了深远的影响。

进入东汉末年，华佗根据中医理论及其仿生学理念，结合长期医疗实践和观察，创编了五禽戏。这是一种动静结合的仿生功法，具有保健强身、祛病延年的功效。在传统运动疗法史上，五禽戏的出现标志着导引术从单个术式演化为套路形式，具有划时代意义。

隋唐时期，导引功法十分盛行，并广泛应用于各科疾病的防治。隋代巢元方所撰的《诸病源候论》及唐代孙思邈所撰的《备急千金要方》、王焘的《外台秘要》等均记载了大量的导引按摩内容。这些著作使不少导引的内容得以保存下来，对隋代以后的医学影响很大。

金元时期，中医发展迅速，医疗导引术得到广泛应用。寒凉派代表人物刘完素将六字诀应用于三阴、三阳以辅助泄热；补土派代表李杲主张服药配合静坐养气以补病伤；攻下派的张子和把导引作为汗法之一，认为导引、按摩是解表的方法。朱丹溪则认为“气滞痿厥寒热者，治以导引”；以“相火论”和“阳有余阴不足论”的滋阴理论为核心，探讨人之情欲无涯，极易引起相火妄动，阴精耗损，因而提出去欲念、主静养，以养阴保精为原则。

明清时期是古代功法的兴旺发展时期。如太极拳的产生就是明代各家拳法、古代导引吐纳与中医理论发展的结晶。另外，此时期《易筋经》编撰成书并在民间广泛流传，八段锦也演变出了十六段锦、十二段锦等功法，形成了庞大的八段锦体系。

1914年，著名养生家蒋维乔结合自身练功的心得体会与感悟，总结出《因是子静坐法》一书。之后他又研习“六妙法门”与“止观法门”，并结合多种坐禅法写成《因是子静坐法续编》，成为中国倡导科学锻炼静坐法的第一人。他用自己的实践很好地诠释了传统运动疗法的养生康复价值。

当今，随着推拿功法的普及推广，传统运动疗法的现代研究正在兴起。在临床研究领域，从20世纪50年代开始，人们常常锻炼传统功法，临床观察研究也从个案研究发展到系统严谨的临床设计和统计研究。研究不仅局限于养生保健，还广泛涉及了神经、精神、骨关节、呼吸、消化、循环、泌尿、生殖内分泌和免疫等人体各系统的常见病、多发病、疑难病的预防。在实验研究方面，研究人员开始应用现代科学研究技术对人体生理、生化、生物力学等客观指标进行检测及观察。

近年来，随着人们生活水平的提高，对健康的需求越来越高，国家体育总局健身气功管理中心顺应时代发展，开始打造具有中国特色的健身气功运动处方体系，推出健身气功运动处方师技术等级制度，并开展运动处方师培训工作，为该领域的人才培养作出了贡献。相信未来传统运动疗法将走进千家万户，成为维护人民健康的重要手段。

▶知识拓展

华佗的传统运动疗法实践

马王堆《导引图》是1973年出土于长沙马王堆三号汉墓（公元前168年下葬）的西汉早期帛画，中国现存最早的医疗体操图。全图以工笔彩绘形式分四排呈现 44个导引动作，涵盖呼吸吐纳（如仰呼）、仿生姿态（如熊经、鸟伸）、器械辅助（如持杖“通阴阳”）及疾病专项疗法（如引聋、引膝痛）4大类，并附 31处文字题注说明功能。

《导引图》不仅印证了《黄帝内经》中的医学实践“导引按跷”，也可能为华佗创编五禽戏提供了直接蓝本（图中超半数仿生动作被五禽戏吸收），实证了中国在两千年前已形成“运动即医药”的体医融合体系。其科学价值被现代研究持续验证——2010年国家体育总局据此创编健身气功·马王堆导引术。健身气功·马王堆导引术成为中医传统运动康复医学走向世界的标志性符号。

第二节 传统运动疗法的基本特点和功效机制

一、常用功法的基本特点

传统运动疗法中的常用功法涵盖了丰富的动静结合的练习形式。这些功法主要可分为动功和静功两大类。动功强调形体的运动，通过一系列的动作来锻炼身体，增强体质，改善身体机能；而静功则以静坐、静卧或站桩为主，强调内在的心灵修炼，进而达到身心合一、提升内在精神状态的目的。无论是动功还是静功，其基本特点都贯穿每一种练习方式之中，具体可归纳为如下几个方面。

（一）动静结合、身心并重

动静结合、身心并重是传统运动功法的一大特点。中医认为，世界是阴阳二分的世界，运动养生也要遵循阴阳规律，所以传统运动功法特别注重动（属阳）和静（属阴）的结合，身体肌肉运动（属阳）和心灵意念（属阴）的结合，力求达到“阴平阳秘”的健康状态。在现代，人们往往因为工作压力和生活节奏加快，导致身心的失衡。动静结合的练习方式正是为了应对这种情况。动功通过一系列流畅的动作，激活全身的血液循环，提高肌肉的柔韧性，增强身体的协调性；而静功则提供了一个修身养性的空间，使习练者能够放松心灵，进行内省和沉淀。在练习中，身体的运动与心灵的沉静交相辉映，形成一个和谐统一的系统，从而有效促进身心健康。

（二）舒缓柔和、圆活连贯

功法套路的练习，强调舒缓柔和、圆活连贯，这样能使功法练习更具可持续性。动功的动作一般都蕴含着缓和的力量感，避免了剧烈的冲击与压迫，适合各种年龄层和体质的人群进行练习。通过丰富多变且互为连接的动作，习练者能够在练习中感受到身体的灵活性和流畅感，这种流畅自然的感觉在不知不觉中培养了习练者的耐性与专注力。同时，静功的练习同样强调“缓”，以缓慢而稳定的节奏引导身体逐渐放松，达到情绪的平稳与心态的平和。

（三）松紧结合、刚柔相济

传统运动功法调身的总体规范是松紧结合、刚柔相济。古人通过大量练功实践认识到身体的需要并非全然放松或全然紧绷，而是要在松弛与紧张之间找到最佳的平衡状态。在动功时，某些动作需要有坚实的力量体现，如在练习马步或下蹲的过程中，需要保持身体的稳定与力量；而在运气和呼吸时又需要放松，让气息自由流动。静功中亦有刚柔相济之道，在保持坐姿或站立时，要时刻注意身体的放松与支撑，让体态自然、舒展。

（四）呼吸自然、以意领气

传统运动功法练习中特别强调呼吸自然、以意领气的配合。呼吸是气的源泉，练习时需注重自然的呼吸节奏，既要避免急促与压迫，也要防止过于松懈。在动功中，动作的开展往往与呼吸的调节相同步，强调“气随意动”，使动作中的每一次吸气和呼气都能相辅相成，共同增强内外的和谐。在静功中，意念的引导作用更为显著，习练者通过意识的集中，将注意力聚焦在呼吸和身体的感觉上，以达到“心气相合”的境界。

综上所述，常用功法“动静结合、身心并重、舒缓柔和、圆活连贯、松紧结合、刚柔相济、呼吸自然、以意领气”的八个基本特点，为习练者提供了一个独特的修身养性之道。通过这样的练习，不仅能提升身体的素质和抵御外界因素的能力，还能帮助每个人寻找内心的宁静与和谐。这一传统的修炼方式不仅在健身、养生方面发挥着重要作用，更在当今快节奏的生活中，成为人们减压与调节生活节奏的重要工具，展现出不可替代的文化价值与实用意义。

二、传统运动疗法的中医疗效机制

（一）平衡阴阳

阴阳平衡是维持人体正常生理活动的基础，而阴阳平衡的破坏就意味着疾病的发生。传统功法通过动静结合，可以让失衡的阴阳关系重新调整到平衡状态。例如，易筋经、少林内功等动功都是以形体活动为主的功法，属阳。但每个功法开始的预备势、动作转换中的桩式动作和结束的收势则以静为主，属阴。因此，功法中动中有静、静中有动、动静相合。功法练习强调动以练形、静以养神、练养相兼，这是功法平衡阴阳的基本机制。另外，在功法的姿势锻炼中，形体的上下、左右、前后、俯仰、屈伸等动作也都包含着阴阳的变化，呼吸中以吸气为阳、呼气为阴，通过呼吸的配合就能对习练者起到平衡阴阳的作用。

（二）扶正祛邪

扶正是增强体内的正气，祛邪是祛除致病因素，即所谓“正气存内，邪不可干”。功法锻炼就是从扶助正气入手，增强体质，提高自身疾病的抵抗力而达到祛邪的目的，通过功法锻炼扶正及培育元气，其本身就是一种有效的祛邪方法，也是练功的本质所在。

（三）调和气血

气血是维持人体正常生理活动的基本物质，推拿功法强调调身、调息和调心的三调合一的练习，通过功法的运动变化来导引气的运行及呼吸的变化，使意气相随，气贯全身。功法锻炼还可改善脾胃功能，练功中的腹式呼吸可以对脾胃起到较好的按摩作用，从而改善脾主运化、统血及胃受纳水谷的功能，同时随着形体运动的导引，可使营气经过脾胃转输于肺中，进入脉道，成为血液的组成部分而营养全身。因此，功法锻炼能加强血液运行，通过气的推动，为人体提供丰富的营养物质，起到调和气血、疏经通络的作用。

（四）协调脏腑

脏腑是人体生命的根本，人体脏腑功能协调，则精气血津液充足。脏腑协调是通过脏腑生克制化的关系来实现的。通过功法锻炼，既可增强脏腑功能，又可调整脏腑间的失调，纠正脏腑不和。

（五）强壮筋骨

功法锻炼中强调以气摧力、以力贯劲、意到气到。推拿从业人员练习传统功法，可以通过姿势动作、呼吸、意念相结合，增强内气，以气摧劲从而可以达到强筋壮骨的目的。推拿从业人员在练习中以意领气，使人体全身气血顺畅，可使手法达到持久、有力、均匀、柔和、深透的要求，操作时能够做到以气贯力于内，以意发力于外，从而保证手法的深透，提高手法的技巧与增强治疗效果。

（六）益智延寿

人到老年，真气渐衰，身体各项机能都逐步衰退，这是人类生命过程的必然规律，具有不可逆性，但延缓衰老的进程是可行的。自古以来，练功就是延缓衰老、益智延寿的重要手段之一。实践证明，功法练习可以调动机体内在潜力，延缓衰老，防治老年智力减退，达到延年益寿的目的。通过功法锻炼，能快速消除大脑疲劳，使注意力集中，记忆力增强，思维能力提高，从而达到益智延寿的目的。

▶知识拓展

太空中的航天员与太极拳

从神舟九号开始，中国航天员翟志刚、聂海胜、邓清明、刘洋等都在国际空间站内展示了太极拳的魅力。太极拳已经成为航天员养生保健的传统运动项目。在失重的环境下，航天员们以缓慢而流畅的动作打起这套古老的健身术，不仅展现了太极的柔美与力量，也传递了中华文化的精神。这种锻炼方式有助于缓解太空环境中的压力和肌肉紧张，促进血液循环，提高身体免疫力，维护失重状态下的人体平衡功能。可以说，"巡天太极"不仅是一次身体的锻炼，更是一次精神的洗礼和文化的传播。

第三节　练功的基本原则和基本方法

传统运动疗法中练功的最基本原则是要在练功的过程中不断追求形、气、意的统一，在传统养生和修炼体系中，练形、练气、练意是核心组成部分。练形以强壮筋骨，练气以调畅气机，练意以精神内守，从而实现形神统一、气血条畅、阴阳和谐的健康状态。这三者相辅相成，共同促进身心的健康与和谐。

一、练形

（一）虚领顶劲

虚领顶劲是对头部姿势的要求，要求百会穴（位于头顶正中）自然上顶，仿佛头顶悬挂一物。具体操作时，颈部要自然放松，喉头回收，下颌微收，胸部舒展，肩部下沉，使头部保持中正，眼神平视前方，整体呈现一种自然而稳重的状态。这样不仅有助于头部的稳定，还能促进全身的放松。这种姿态有助于气血的顺畅流通，增强身体的平衡感与稳定性。

（二）目正口圆

目正口圆是指在练功过程中眼睛和嘴巴的基本要求。眼睛应平视前方，目光内敛，达到似看非看的效果。眼睑轻轻睁开，目光与意念相合，守上丹田者目光内视至上丹田；守下丹田者目光下视鼻尖至下丹田。嘴唇轻合，齿似合非合，两侧臼齿微微合拢，舌尖轻抵上腭，面部放松，两腮微含，面带微笑。这种状态有助于呼吸的自然顺畅，同时也能保持精神的集中。

（三）含胸拔背

含胸拔背是指胸部略微内收，背部挺直但不僵硬。胸前部内含及含胸时肌肉放松，胸部肌肉放松有利于呼吸的通顺，使气息更容易沉入下丹田。同时，背部脊柱伸展挺拔，大椎穴向上领，使脊背伸直。肩锁关节放松、两肩微向前合，两胁微收，胸腔上下径放长，使膈肌下降舒展。这种姿态有助于肺部的充分扩展，提高呼吸效率。

（四）松腰收腹

松腰收腹是指腰部放松，腹部略微内收。腰部自然放松，不要硬挺，使腰背竖直，两肩轻轻下放，意念下引至腰部。腹部略向内收，不可向前挺腹。这种姿态有助于保持身体的稳定和平衡，同时也能促进内脏器官的正常运作。

二、练气

（一）自然呼吸法

自然呼吸法是最基础的呼吸锻炼方法，要求在自然生理呼吸的前提下，通过意念活动逐步调节呼吸，使其更加柔和、细缓、均匀。包括自然胸式呼吸、自然腹式呼吸和自然混合呼吸三种形式。这三种形式基本相同，只是呼吸时腹部和胸部起伏的程度有所不同。练习时需全身放松，心神宁静地用意念引导呼吸，逐步达到柔和、细缓、均匀的程度。

（二）数息呼吸法

数息呼吸法是在练功中用意念默念计数呼吸出入次数的方法。可以数呼或吸，从一数到10或数到100，周而复始。吸气时，口齿轻闭，从鼻吸气，意念将气缓缓引至丹田；呼气时，口齿微开一小缝，将气缓缓呼出，同时默念“呼”字。吸气时默念数字，呼气时全身放松，同时默念“呼”字。初练时可数息20次，休息片刻后再增加至100次。这种方法有助于集中精神、排除杂念。

（三）腹式呼吸法

腹式呼吸法是通过有意识地使小腹部随着呼吸运动而起伏的一种呼吸方法。常用的腹式呼吸法包括顺腹式呼吸和逆腹式呼吸。顺腹式呼吸指吸气时腹部逐渐向外隆起，缓缓将气息引至下丹田，呼气时腹部逐渐内收。逆腹式呼吸则是吸气时腹部逐渐收缩内凹，将气息引至下丹田，呼气时腹部逐渐隆起外凸。练习时要自然呼吸，呼吸长短任其自然，动作协调配合。

（四）停闭呼吸法

停闭呼吸法是通过呼吸停闭来增强腹式呼吸深度的呼吸锻炼方法，包括吸呼停闭法和吸停呼闭法两种方法。吸呼停闭法以吸气时舌抵上腭，口唇微合，同时身体放松，小腹慢慢鼓起；呼气时舌体放下，口字音，将气缓缓呼出，同时鼓起的小腹慢慢缩回，呼气后稍作停顿憋气，舌体抵住上腭与缩回的小腹不动，停顿后自然呼吸一次；接着进行第二次吸气，重复上述过程。吸停呼闭法则在吸气和呼气之间加入憋气停顿，使呼吸更加深长。

（五）胎息法

胎息法又称脐呼吸法，是一种通过意念想象呼吸从肚脐出入的呼吸方法。意念想象吸气时气由脐中吸入，由丹田向内收敛，小腹随吸气微微内吸；呼气时，意想气自脐中呼出，自觉有气自丹田向外扩散，小腹随呼气微微外鼓。反复练习，表现为呼吸绵绵若有若无，仿佛不用口鼻呼吸，唯有丹田起伏。这种呼吸方法只有在前面的呼吸锻炼基础上才能体验。

（六）读字诀呼吸法

读字诀呼吸法是通过默读音字或发声读字进行呼吸锻炼的方法。最常用的是六字诀呼吸法“嘘、呵、呼、呬、吹、嘻”，结合鼻吸口呼，通过默念或发声调节脏腑功能、祛除疾病。其中，“嘘”对应肝，“呵”对应心，“呼”对应脾，“呬”对应肺，“吹”对应肾，“嘻”对应三焦。练功时先做叩齿搅海等动作，然后选择不同读音字发声，配合动作进行呼吸吐纳练习。

（七）内视呼吸法

内视呼吸法是通过意念引导内气运行的一种呼吸方法。吸气时，用意念引导气从鼻至膻中再到下丹田，吸尽至不能再吸时闭息3～5秒，然后慢慢呼气。呼气宜轻宜慢，呼尽至不能再呼时闭息3～5秒至不能再闭时呼气。吸气时收腹提肛，提外肾；呼气时松腹松裆，松外肾。反复练习，有助于内气的运行和调和。

（八）提肛呼吸法

这是一种呼吸结合肛门收缩放松运动的锻炼方法，简单易操作，适用于气虚下陷、内脏下垂等症。吸气时稍用力慢慢将肛门提起并收缩会阴部；呼气时慢慢将肛门松弛放下。反复进行此动作有助于增强肛门括约肌的力量。

三、练意

（一）意守法

意守法是将意念集中于某一部位，通过一念代万念的方法实现入静。初练者多采用静态意守法，如守丹田法或守涌泉法。守丹田法是将意念集中于丹田部位；守涌泉法则是将意念集中于足底涌泉穴。意守法可分为静态意守法和动态意守法。静态意守法如守丹田法，守丹田法切忌急躁，应顺其自然，逐步进入静定状态；动态意守法如对动作中的意守和三线放松等。

（二）松静法

松静法是通过意念诱导身体和精神放松的方法，实现入静。先取坐式或卧式放松全身，然后意守下丹田至足部，再逐次放松其他部位。先取坐式或卧式，从头至足依次放松各部位；再意守下丹田处，吸气时注意一个部位，呼气时默念“松”，如此反复直至全身放松。通过意念诱导身体放松，逐步入静。

（三）默念法

默念法是通过意念默念特定的字词句而不发出声音，诱导思想专一、排除杂念的方法。常用的字词包括“松”“静”等。可以根据自己的情况选择适合的字词进行默念。默念时不发出声音，但要专心致志，以达到诱导入静的目的。

（四）观想法

观想法是通过意念想象美好的单一对象、去除杂念的方法。选择观想的事物应是熟悉的、能使人心平气和的对象。例如，想象推窗见月明的情景，或者想象自己身处幽静的环境中。观想时要保持专注，不受外界干扰。

（五）诱导法

诱导法是通过音乐或肢体动作进行诱导，帮助集中意念的方法。在空气清新、环境幽静且温度适宜的地方，听幽静的音乐或进行自我诱导的动作。例如，渐进式放松疗法，通过意念引导身体各部分逐步放松，最终达到心身宁静的状态。

总之，练形、练气、练意是一个长期而漫长的过程，需要持之以恒的努力和不断的修习领悟。无论是意守、招式还是内气的准确运用，都需要在师傅的指导下循序渐进地进行修习研悟。只有做到勤学苦练、用心领悟、助人助己，才能在形、气、意的三统一上不断取得进步。

▶知识拓展

苏东坡的养生术

北宋元丰年间，苏轼谪居黄州，因仕途受挫而郁结于心，渐感“胸中痞闷，饮食不消”。他遍览医书，偶得《云笈七签》中“闭气决”等导引术，遂结合儒家静坐、道家吐纳，自创“调息法”。其《上张安道养生诀》详述此法：“每夜以子后，披衣起，面东或南，盘足，叩齿三十六通。握固，闭息，内观五脏……待腹满气极，则徐出气。”苏轼强调“调身、调息、调心”三法合一。正契合传统运动疗法“形正气顺，气顺神宁”的核心原则。

明末王如锡根据苏轼相关著作中涉及的养生方法、思想，编撰《东坡养生集》，为我们学习苏轼的导引养生思想提供了重要参考。

第四节　传统运动疗法的临床应用方式

传统运动疗法课程的主要目的是将传统功法作为临床预防和治疗疾病的技术手段，并学习其应用，这有别于推拿功法课和传统体育课程。那么如何将传统功法应用到临床上呢？目前学界对这一课题尚无系统的理论指导。从古今文献中记载的应用功法防病治病的情况看，大致形成了三种功法临床应用方式：成套选功、拆招选功、功法改造。

一、成套选功

成套选功，指的是康复治疗师根据患者的身体条件、个人喜好等特点，针对性地教授患者某一整套功法，并指导患者长期坚持练功，以达到康复治疗的目的。该方法简单方便，是目前功法临床应用的主要方式。比如，公园中我们常见的老年人练习成套八段锦、太极拳；临床上失眠患者睡前练习半小时三调养心功。另外，还可以根据患者具体情况，将成套的功法改编教授患者在康复锻炼中使用，如伴有膝关节损伤的肥胖患者，为了运动减肥，建议成套练习坐式乐眠操、坐式易筋经等。

二、拆招选功

拆招选功，指的是康复治疗师根据患者的个人具体情况和临床康复需要，针对性地选择传统功法中的某一招式或者某几招式的组合，让患者进行康复训练和疾病预防。比如，阴道脱垂患者针对性练习八段锦“背后七颠百病消”，颈椎病患者伏案工作学习间歇练习易筋经第三势“掌托天门势”。这种具有针对性的拆招选功需要全方位考虑患者的具体情况，做好病因评估、康复评估、个人生活习惯等的评估，在与患者讨论后，共同制定方案，以保证治疗的依从性。

三、功法改造

功法改造，指的是康复治疗师针对患者的具体病情，充分考虑某一功法的优势和劣势，结合现代康复技术、解剖学知识、中医学理论等，对某一招式或者某一功法进行适当的改造，使其更适合某一患者或者某一群体，从而使功法达到扬长避短的效果。比如针对膝关节炎患者，考虑乐眠操容易损伤膝关节，将乐眠操改编为坐式乐眠操。还可将坐式乐眠操应用于肥胖患者减肥，既达到了减肥锻炼的效果，又避免了练功加重肥胖患者的膝关节损伤，同时还能发挥功法简单、方便、不受场地限制的优势，尽可能提高练功的依从性。再如，针对腱鞘炎腕关节疼痛问题，将易筋经“韦陀献杵第一式”改编为两掌并拢“对压－放松－对压－放松”的动作，就结合了现代康复治疗技术中的本体感神经肌肉易化法（proprioleptive neuromuscular facili-tation，PNF）。

总之，应用上述方法，我们可以根据患者的生活习惯、功能障碍等，为其制定个性化的练功套路，同时，也应考虑患者的接受度、身体承受度，结合科学的康复评估方法，给予其在练功时间、频率、强度等方面的指导，并在随访过程中，不断改进练功方案，以适应患者不同的需求，从而提高患者的依从性，提升练功康复疗效。

▶知识拓展

孙思邈“一式愈风痹”的拆招智慧

唐代贞观年间，名医孙思邈游医至秦岭山麓，遇一樵夫因常年涉水伐木，罹患风痹之症，双膝肿痛、步履维艰。孙氏观其舌苔白腻、脉象濡缓，断为寒湿痹阻经络。彼时患者家境贫寒，难以长期服药，孙思邈遂取《诸病源候论》中“导引按蹺”之术，独选八段锦“两手攀足固肾腰”一式，令其每日晨昏练习。此式原为整套功法中调和肾经之招，孙氏却创造性地将其“拆招化用”：先嘱患者坐于木凳，双手虚握膝窝，以腰为轴缓慢前俯，配合深长呼气；起身时则以掌根推按膝眼穴，吸气导引清气入肝经。为增强疗效，更将动作节奏调整为“三慢一停”——三次舒缓屈伸后保持攀足姿势十息，使气血充分灌注膝部。樵夫坚持月余，竟肿消痛减，可负薪下山。

孙思邈在《千金翼方》中详述此案：“导引贵在应机，一招之妙，胜于千招泛用。”他强调拆招选功需把握三要：一辨病机，二察形体，三合时序。此例正是精准对应寒湿痹证的“温阳化湿”治则，结合樵夫劳损特点，将单一招式转化为靶向治疗方案。后世医家受此启发，发展出“因证择势”“因势拆招”的临床思维，至今仍为现代康复提供着“古法新用”的灵感源泉。

考试知识点总结　　**本章小结**

协和云课堂……　拓展练习及参考答案

（郑永亮　潘海强）

教学课件

第二章　传统运动功法的演练教学

学习目标

素质目标

（1）具有精益求精的精神。

（2）具有传承和发扬中国传统功法的使命感、责任感、荣誉感。

知识目标

（1）掌握：常用传统运动功法的招式名称、演练套路。

（2）熟悉：站桩、八段锦等传统运动功法的演练方法、练功要点。

（3）了解：传统运动功法各招式的功法作用。

能力目标

（1）能教授患者正确的传统运动功法演练方法。

（2）能指导和纠正患者练功中出现的常见问题或错误动作。

·核心知识拆解·

第一节　正念冥想的演练教学

案例导入

【案例】

在某医院康复科，8名存在焦虑、失眠等问题的住院患者，同意参与团体正念冥想的学习和治疗。康复治疗师小唐今天要带领这些患者进行团体正念冥想练习。

【问题】

1．如何让患者认识到练习正念冥想的意义？

2．如何通过团体带练给患者传授准确的正念冥想练习方法？

音频：正念冥想

正念冥想起源于东方，是一种集中注意力、不进行评判地专注于当下的练习方法。自20世纪70年代以来，正念开始受到西方临床医生和心理学家的关注，并逐渐成为研究的对象。美国麻省大学医学中心的卡巴特金博士将正念引入心理学领域，用于患者的疼痛管理和压力缓解，创立了正念减压疗法。随着时间的推移，正念与各种具体工作领域结合，催生了许多应用型的方法，如正念分娩（mindful birthing）、正念育儿（mindful parenting）、正念教学与学习（mindful teaching and learning）、正念领导力（mindful leadership）等。2019年，中国心理学会临床与咨询心理学专业委员会正念学组和中国心理卫生协会认知行为治疗专业委员会正念学组共同发表了《正念干预专家共识》，其中精选了10个经典的正念练习方法，包括身体扫描、觉察呼吸、正念听声音、觉察想法、正念行走、正念伸展、无拣择觉察、呼吸空间、慈心冥想及生活中的正念。这些练习可以相互配合使用，也可以单独进行，但不管哪种方法，其核心都强调练功时保持“感知当下、不批判当下、接纳和欢迎当下”的想法。

一、实操前准备

1. 环境和时间　在开始正念冥想之前，应该为自己预留固定的时间段，并在一个相对安静且不会被打扰的环境中进行练习。理想的练习场所可以是卧室或书房等私密空间。选择一个日常中较为宁静的时段，如早晨起床后或晚上睡觉前，有助于逐渐建立起稳定的正念练习习惯。

2. 宽松舒适的衣物　穿着宽松舒适的衣物至关重要。紧身衣物可能会限制血液流动或压迫神经，导致疼痛和麻痹感。因此，推荐选择柔软的长袍，并脱掉鞋子和紧绷的袜子，以避免任何可能的身体束缚。

3. 正确的身体姿势　正确的身体姿势对于正念冥想同样重要。如果坐在垫子或床上，可以采取盘腿坐姿；若坐在椅子上，则应保持双脚平放地面，避免交叉双腿。背部需挺直以维持脊椎的自然曲线，但不应过度紧张。双手可自然放置在膝盖上或身体两侧。此外，也可以躺在床上进行练习，确保背部与床面接触。根据不同的练习类型，可以选择闭眼或睁眼，重点是保持对呼吸的自然观察，而不是控制它。正确的姿势在正念冥想中也扮演着重要角色，它为身体提供稳定性，帮助克服疼痛、肌肉紧张和昏睡等问题。同时，稳定的身体有助于心灵的安定，从而培养出深沉和平静的内在力量。身体需要保持静止但不沉睡。

坐位下有多种盘腿方式可供选择，包括美国土著式、缅甸式、半莲花式和全莲花式。在这些姿势中，手掌应放在膝盖上，手肘位于肚脐下方，手臂轻轻包裹上半身，颈部和肩膀的肌肉要放松。虽然半莲花和全莲花是传统的坐禅姿势，被视为最稳固的坐姿，但并非每个人都能轻易做到，因此选择姿势时应以个人的舒适感为主要依据。至于眼睛，可以选择睁开或闭上。无论哪种方式，都应注意不是在注视任何事物，而是将视线停留在一个没有视觉焦点的地方，以便排除视觉干扰。

二、不同正念冥想方法实操

1. 身体扫描练习

（1）引导语（参考）：亲爱的朋友，欢迎来到这次正念冥想之旅。请找一个安静、舒适的地方，让自己放松下来。你可以坐在椅子上，背部挺直但不僵硬，双脚平放在地面上；或者躺在床上、瑜伽垫上，让整个身体得到充分的支撑。确保你的衣物宽松，尤其是领口和袖口，这样可以让你更容易进入放松的状态。现在，请慢慢闭上眼睛，深深地吸一口气，再缓缓地呼出。感受这股气息流经你的鼻腔、穿过喉咙、进入肺部，再从肺部缓缓排出体外。每一次呼吸都是一次放松的机会，让你的身体更加宁静和平和。

在开始身体扫描之前，我们先花几分钟时间调整呼吸。注意你的呼吸节奏，不需要刻意改变它，只是观察它的自然流动。吸气时，空气进入你的身体，带来清新与活力；呼气时，所有的紧张与压力随着气息一同离开。每一次呼吸都是一个新的开始，让你更加专注于当下。

接下来，我们将进行一次全面的身体扫描。想象一束柔和的光从头顶开始，逐渐向下移动，照亮每一个部位。这束光不仅带来了温暖，还带来了觉察与关怀。无论你在扫描过程中感受到什么，都没有对错之分，只需保持开放的心态去体验这一切。

首先，让注意力聚焦于头部。感受头皮与头发的触感，无论是轻柔还是紧绷，都是一种独特的体验。接着，将注意力转移到前额，那里可能有些微凉或微微发热。继续往下，感受眉毛下的眼眶，放松这里的肌肉，释放任何紧张感。然后是眼睛，它们此刻正静静地休息着，无须费力去看任何东西。接下来是鼻梁、脸颊、嘴唇、下巴，逐一感受这些部位的状态。如果有任何不适或紧张，请轻轻地呼气，让这些感觉随着气息消散。现在，让注意力移至颈部。颈部是我们日常生活中容易忽视但又非常重要的部分。感受颈椎的每一节骨头，以及肌肉的紧张程度。如果发现有紧绷感，可以尝试深呼吸几次，让气息帮助放松这些区域。同时，留意喉咙的感觉，它是如此敏感而脆弱。想象每一次呼吸都像一股温暖的水流，滋润着这个区域。接下来，让我们关注肩膀。许多人在不知不觉中积累了大量的肩膀紧张。试着让肩膀下沉，远离耳朵，感受这种释放带来的轻松。然后是手臂，从肩关节开始，沿着上臂、肘部、前臂一直到手腕和手指。每个关节、每块肌肉都有其独特的存在方式。感受手指间的空隙，以及指尖与掌心的接触。如果你愿意，可以让手指轻轻触碰彼此，增加一些温暖和连接感。现在，转向胸部。随着每一次呼吸，感受胸腔的起伏，仿佛是在拥抱整个世界。注意心脏跳动的节奏，那是生命的力量在脉动。允许自己在这里停留片刻，感受那份平静与安宁。继续向下扫描至腹部。这里是消化系统的重要组成部分，也是情绪反应的一个关键区域。深呼吸几次，让腹部随着吸气膨胀，随着呼气收缩。这种自然的律动有助于缓解压力，促进内心的平和。同时，也可以想象一股温暖的光芒照亮腹腔内部，给予内在的器官以滋养和支持。接下来是腰部和背部。这两个部位常常因为久坐或不良姿势而感到酸痛。尝试在每次呼吸中稍微伸展一下脊柱，感受椎骨之间的空间被拉开。如果有任何不适，请不要勉强自己，而是通过更深层次的呼吸来缓解。背部下方靠近尾骨的位置也值得特别关注，那里往往储存了许多未被察觉的压力。现在我们来到了臀部和大腿。臀部承载着身体的大部分重量，因此很容易积累疲劳。感受坐骨与地面的接触点，让重力帮助你释放累积的压力。大腿肌肉在日常活动中扮演着重要角色，无论是走路还是站立都需要它们的支持。轻轻按摩腿部肌肉，帮助血液循环畅通无阻。最后，我们到达小腿、脚踝和脚部。小腿肚经常因为长时间站立或行走而变得紧绷。用意念轻轻抚摸这一区域，想象所有的紧张正在慢慢融化。脚踝是一个灵活的关节，它连接着脚跟地面。转动脚踝几次，增加灵活性的同时也能促进淋巴循环。至于脚底板，则充满了穴位，代表着全身各个器官的健康状态。花点时间仔细感受每一个脚趾的存在，它们虽小却至关重要。

完成这次全身扫描后，请再次深呼吸几次，将所有的注意力带回到现在这一刻。当你准备好时，可以慢慢睁开眼睛，带着这份内在的平静回归日常生活之中。记住，无论何时何地，只要你需要片刻的宁静与放松，都可以回到这个练习中来寻找慰藉。愿你每一天都能活在当下的美好里！

（2）练功要点：身体扫描是正念冥想中一种基础而经典的练习方式，它涉及将注意力集中在身体的各个部位，体验并观察这些部位的感觉。在进行这项练习时，应保持不评判，以好奇和开放的态度，按照一定的顺序逐一感受身体各部分的感知。无论是体验到舒适还是不适的感觉，或是没有明显的感觉，都不进行好或坏的评价；如果发现自己分心，应该将这种分心视为练习的一部分，然后温和地将注意力重新引导回身体扫描上。这种练习通常采用卧姿进行，但也可以坐着或站着完成。

（3）功法作用：在日常生活中，我们常常忙于思考，忽视了对身体感觉的关注。通过身体扫描训练，我们可以在当下与自己的身体建立一种好奇、亲密且友好的联系，暂时放下大脑中的所有思想、观点、信念、判断和欲望，让思维得到放松。此外，身体扫描训练还能增强对身体的感知能力，使身体成为情绪的一种指示器。当我们对某件事情感到压力或焦虑、紧张时，可能会通过身体的反应更早地意识到这些情绪，从而能够有针对性地作出有效的决策。

2. 觉察呼吸练习

（1）引导语（参考）：亲爱的朋友，欢迎来到这次正念冥想之旅。请找一个安静、舒适的地方安顿下来，确保没有人打扰。你可以躺在床上，让背部与床完全接触，面部朝上。你也可以坐在垫子上或者椅子上，头和颈部在肩膀上保持平衡，背部直立，双肩微微放松下垂，整个躯干直而不僵，感受臀部和大腿安稳地支撑着你的上身。当你准备好的时候，轻轻的闭上眼睛。

首先，试着把注意力从外界带到身体上，觉知到身体的感觉。你可以去留意身体与床或者椅子接触的部位，感受到身体的重量，以及身体接触椅子或床时的软硬。接下来，请把注意力放在呼吸上，觉察腹部随着吸气而扩展，随着呼气而下沉。你不用以任何方式去控制你的呼吸，让它变得有所不同，什么都不需要去做，只是自然地让身体用现在的方式呼吸。你也可以去留意你的鼻腔，觉察到空气进入和离开鼻腔的过程，或者其他任何你觉得呼吸的感觉最明显的地方。在整个练习的过程中，一直让身体的某个部位和呼吸连在一起。如果你开始时注意的是腹部或者鼻腔，那么你可以一直在那个部位感受呼吸的感觉。继续觉察呼吸，感受每一次吸气，新鲜的空气充满身体内部的感觉，以及每一次呼气，体内的浊气向外释放的感觉。你也可以试着去留意每次呼吸之间的停顿，觉察到吸气和呼气的间隙，这会让你更容易将注意力放在呼吸上。你可能很快发现，始终保持注意力在呼吸上，并不是一件容易的事情。你的思绪会转移到其他的事情上，如陷入过去的回忆，为未来而感到担心或做计划，或者会感到不耐烦、无聊甚至犯困，或者只是漫无目的地四处漂移。无论涌现的是什么，都没有什么问题。当你在这一刻，觉知到注意力又一次飘走了的时候，这很好，说明你又有了一个重新回到专注的机会。可以去看一下，那一刻注意力去了哪里。然后，温和地把它放下，把注意力重新带回到腹部或者鼻腔，回到当下正在进行的那次呼吸上，不管在那一刻是一次吸气，还是一次呼气。如果你觉得有些困了，可以睁开眼睛，提醒自己保持清醒，继续保持对呼吸的专注。

现在，你已经完成了专注呼吸的练习。轻轻地活动一下你的双肩，动一动你的手指，扭一扭你的脖子，慢慢地睁开眼睛，去感知一下你的内在和四周，看看有没有发生什么新的变化。

（2）练功要点：觉察呼吸是将呼吸作为观察对象的正念练习。练习中，轻松地体会呼和吸，体会呼吸的过程和变化，留意呼吸之间的停顿；无须调整呼吸，只是觉察呼吸，并且接纳当下呼吸的状态；在发现自己分心后，将分心视为练习的一个部分，然后温和地回到练习上来。练习通常采用坐式，也可用卧式。

（3）功法作用：可以帮助注意力不集中的人群，缓解焦虑情绪，放松身体的紧张程度，提升注意力和学习力，凝心安神，减少走神，逐渐达到心神合一，适合对正念冥想有一定认识的初学者。

3. 正念听声音练习

（1）引导语（参考）：亲爱的朋友，欢迎来到这次正念聆听练习。无论你是坐着、站着还是躺着，都可以进行这次练习。现在，请找到一个让你感到舒适和放松的位置，安顿下来，让身心慢慢沉淀下来。感受一下此时此刻你的身体感觉，留意你的姿势和面部的表情。观察身体上是否有任何不自觉紧绷的地方，与这些感觉同在。接下来，让我们将注意力转向呼吸。自由地呼吸，感受气息的进出。每一次吸气时，感受空气缓缓进入你的身体，带来新鲜和活力；每一次呼气时，感受身体的微微沉落，释放掉一切紧张和压力。

现在，慢慢地将注意力转向双耳的聆听。倾听此刻你可以接收到的所有声响，无论是明显的声音还是细微的声音，无论是近处的声响还是远处的声音。试着不对所听到的声音加以判断或分析，不去思考这是什么声音、从哪里来、是谁发出的，也不去评判这声音是噪声还是悦耳的，你喜欢还是不喜欢。只是尽其所能地全然地去聆听，去留意声音的特质，如音色、大小、频率和节奏。如果你发现自己开始对声音进行思考、联想或判断，或者进入了头脑的思考模式中，请再次温柔地将注意力带回到直接地聆听上来。现在，将注意力聚焦在左耳的聆听上。然后，将注意力聚焦在右耳的聆听上。现在，全然开放地聆听，留意声音的出现、停留和消失，也可以留意声音与声音之间的静默。也许有的声音会拨动你的心弦，带来身体上的影响，或是引发情绪与想法。留意这一切带给身体的变化和影响，不是对此加以解释、判断或是编故事，而是任声音带来的影响在身体内流动，如其所是地感受声音带来的波动。留意声音带给自己的变化，也许会有内在的波动。如果会引发一些可能不舒服的情绪或想法，也试着对这样的感觉开放，不是对此加以拒绝或评判，如实地领受身体带给自己的影响。当我们不去刻意抓取某种声音，也不试图推开某种声音，我们尽可能开放地聆听到当下的所有声响，接受更完整的信息。而当我们对某一种声音刻意去追逐或是推开时，我们就可能已经错过了当下正在发生的其他声响。全然地聆听，听到什么就是什么，让声音自然地流动，不去在任何一刻定格。每一刻听到的都是不同的。无论所听到的是什么，这些声音怎样流动变化，有什么内容，那个能听的听始终在这里，如如不动，没有变化，安住在纯然的听当中。

最后，让我们将注意力转回呼吸的感觉上。也许你可以听到呼吸的声音。在练习的最后阶段，我们来进行几次深长的呼吸。每一次吸气时，感受空气充满肺部的感觉；每一次呼气时，感受身体的放松和释放。同时留意这个过程带来的声音，以及给身体带来的波动。通过这次正念聆听练习，希望能够帮助你更好地连接自己的内在世界和外部环境。愿你在这个过程中找到平静与宁静。谢谢你的参与！

（2）练功要点：正念听声音是将声音作为觉察对象的正念练习。练习时，轻松地倾听声音，觉察声音的自然属性，包括音色、响度和持续时间；觉察声音的发生、变化和消失。无须评判声音是否好听，或者对这样的评判保持觉察，无须分析声音来自哪里，无论声音是令人愉悦或不愉悦的，都去接受它们此刻的存在。

（3）功法作用：可以帮助注意力不集中的人群，练习如何做到觉知当下、不批判外界干扰或刺激，活在当下，接受当下，进一步提升注意力和减少走神，适合已经练功一段时间的初学者。

4. 觉察想法练习

（1）引导语（参考）：亲爱的朋友，欢迎来到这次正念冥想练习。请找到一个舒适的地方，安稳地坐下，确保在接下来的时间里不会被打扰。背部挺直但不僵硬，双肩放松，双手自然落在身体两侧或平放在腿上。当你准备好了，轻轻闭上眼睛。现在，试着留意一下此刻的呼吸都有什么特点，去感受一下它的快慢、深浅和长短。不需要刻意去控制，按照你自然的呼吸节奏和频率就好。留意当下的这一个呼吸，不是上一个，也不是下一个。带着好奇，继续留意一下，从呼气到吸气之间，究竟是如何完成转换的。

现在，把你注意力的焦点从呼吸转移到你头脑中出现的念头和想法上。此刻你脑海里有什么念头正在产生？它们是多还是少？它们是如何变化的？伴随着这些念头，你有什么样的情绪产生吗？你的身体感受是什么样的？无论它们是什么，都允许存在。继续将注意力放在头脑中念头的出现、持续和消失上，而不需要试图去促使想法来或者去，只是让它们按照自然的节奏，出现和消失就好。想象这些念头就像路上的车辆和人群，你坐在路边，静静地看着它们来来往往，而不去改变它们。或者，你也可以想象这些念头就像天空中的云朵，时而乌云密布，时而蓬松轻柔，而你只是去注意这些云朵不断地变化着。如果在练习过程中，你产生了无聊、疲惫、怀疑、平静、喜悦等一些类似于这样的想法或者感觉，也采取同样的方式去对待，不纠缠在任何一种感觉或想法中，只是看着它们在那里。无论你的念头是多么纷繁复杂或是简单明了，都请你保持一颗平和的心态去接纳它们。不要试图去改变或者评判它们，因为每一个念头都是我们内心世界的一部分。通过观察它们的变化和流动，我们可以更好地了解自己的内心状态和需求。在这个练习中，你可能会发现有些念头会反复出现或者难以摆脱。请不要担心或者焦虑，这只是因为我们的大脑习惯于不断地思考和分析事物。但是当我们学会以正念的态度去观察这些念头时，我们就能够在不陷入其中的情况下更好地应对它们带来的影响。同时，也要记得给自己足够的耐心和时间来进行这个练习。正念冥想是一个需要长期坚持的过程，只有通过不断的实践和体验才能够逐渐掌握其精髓和方法。所以请不要急于求成或者对自己过于苛责。相信自己的能力并坚持下去是非常重要的。在这个过程中，如果你发现自己开始对某个念头产生了强烈的兴趣或者被它吸引了注意力，那么请轻轻地提醒自己回到呼吸上来。然后再慢慢地将注意力转移到其他念头上。这样做可以帮助你保持对当前经验的觉察而不是被过去的经验所束缚。

最后要提醒你的是，正念冥想并不是一种逃避现实的方式，而是一种面对现实的方法。它教会我们在面对困难和挑战时保持冷静和清晰的头脑；同时也让我们更加珍惜当下的每一刻时光并享受生活的美好。希望这段引导语能够帮助你更好地进行正念觉察想法的练习并从中得到更多的收获和成长。谢谢你的参与！

（2）练功要点：觉察想法即把想法作为观察对象的正念练习。练习时，一般以觉察呼吸开始，然后将注意力放在了解自己内心的想法上，觉察想法的形成、发展和消失，能觉察到什么就觉察什么；将想法作为内心的主观事件，接纳所出现的任何想法，无须评判想法是好或者不好。觉察念头时，通常可以留意与想法相关的情绪和身体感受。

（3）功法作用：可以帮助在练功中容易走神气馁的人群，通过觉察想法，学会与走神和平共处，接纳走神，不批判走神，欢迎走神，最终实现凝神静气、心身合一、阴平阳秘。

5. 正念伸展练习

（1）引导语（参考）：亲爱的朋友，欢迎来到这次正念冥想练习。请找到一个干净、舒适的地方，确保在接下来的时间里不会被打扰。脱掉鞋子，光着脚或者穿着袜子站立。两脚之间的距离大致与肩同宽。头部和脖子保持正直，眼睛平视前方。双肩放松，双手自然下垂，放在身体两侧。想象有一只手温柔地从肩胛骨的中间往前推，让你自然地挺起胸。放松膝盖，脚踝，让身体的重量平均的分布在双腿。感受一下站立时整个身体稳定的感觉。接下来我们将一起练习一些放松的伸展动作，请你尽可能地投入练习之中，带着觉察，感受来自身体的感觉。每个人的柔韧性有所不同，因此在练习时不要过分强求自己做到某个动作，或者做到某种程度，试着去接受自己的极限。你可以睁着眼睛练习，但如果闭着眼睛能够帮助你更加贴近身体感觉，你也可以适时地闭上眼睛。同时，在练习的过程中，尽量不要憋气，让你的呼吸处在自然、舒适的节奏里。

现在，慢慢地张开双臂，向身体两侧平举，手心向下，感受双臂肌肉的感觉。再慢慢向上举起手臂，直到双手举过头顶。让双臂平行，掌心相对，然后尽量把手指指向天空，保持一会。同时，让自己的双脚稳稳地扎在地上，想象自己是一棵大树，在向着天空伸展着枝叶。感受一下，现在你的肌肉与关节是如何伸展的？感受这种向上的、伸展的感觉。接下来，把双手的手指扣在一起，手掌尽量向上对着天花板，伸直手臂，保持一会儿，注意不要憋气。现在的感觉和刚才有什么区别吗？现在，请缓缓地把双臂侧向身体左边，带动整个身体向左侧弯曲，同时胯部向右，让自己的身体形成一个月牙形。保持一会儿，感受身体右侧被拉伸的感觉。同时，感受一下身体的各个部位是如何互相配合来帮助你的身体保持平衡的。现在慢慢地站直身体，然后向右侧弯曲身体，用同样的方法，让手臂带动身体向右侧弯曲，胯部向左，让身体形成一个月牙形。保持一会儿，感受身体左侧被拉伸的感觉。现在的感觉跟刚才有什么不同吗？花一点时间，仔细体会一下两侧身体有什么不一样的感觉。现在，请你慢慢地让手臂回到中央，回到双手手指交叉，手掌向上的动作。保持这个姿势一会儿。刚才，我们分别完成了对身体两侧的拉伸。现在，身体有什么不一样的感觉吗？你能够体会到一些拉伸后放松的感觉吗？现在慢慢地把手臂放下来，自然下垂在身体两侧。你可以动动手指，握拳并松开拳头，放松手指和手臂。感受在经历了刚才的拉伸动作后，整个身体放松和自在的感觉。现在，请你双手叉腰，同时挺直腰背，保持头部正直。接下来，慢慢地向左转动身体，让眼睛顺着左肩的方向向后望去。保持这个姿势，感受一下身体的哪些肌肉有被挤压的感觉，哪些肌肉被拉伸，又有哪些肌肉是松弛、放松的。体会自己身体的各个部位是如何互相配合来帮助你保持现在的动作。接下来，让身体慢慢转回到中间，再慢慢向右侧扭转身体，让眼睛顺着右肩的方向向后望去。同样，保持这个姿势一会儿，仔细地去体会一下，跟刚才向左侧扭转身子的时候相比，现在有什么不一样的感觉吗？花一点时间，去体会身体各部分肌肉不同的状态和感觉。慢慢回到站立的姿势，双手下垂，休息片刻。

接下来我们要做一个前弯下腰的练习，这个动作对练习者的柔韧性有一定要求，请你根据自己身体的状况来选择动作的幅度，不要勉强自己一定做到什么程度。现在，请你提起双臂，上举过头，让掌心朝向前方，然后缓缓地下腰，将双臂放下，让手指尖碰到地面。柔韧性足够好的话，可以尝试用手掌接触地面。下腰的过程中请不要弯曲膝盖，但如果确实做不到，也可以稍稍弯一下。当手指接触到地面后，请你保持这个动作一会儿，感受整个后背、大腿背部，小腿背部被拉伸的感觉。你还可以试着去找一下，此时你身体的重心在哪个位置，哪些肌肉在用力，使得你的身体保持平衡。现在慢慢站起来，在这个过程中，感受一下身体的哪些部分松弛了下来。你能体会到一种从紧张到放松的释放的感觉吗？当你站起身时，身体的重心又是怎样移动的呢？接下来，请你按照相同的步骤，再做两到三次下腰。在练习的过程中，继续保持觉察，体会身体的各部分的感觉，同时注意不要憋气。现在你可以放松地站好，放松脖子，放松肩膀，双手自然下垂。放松大腿、膝盖、小腿、脚踝，让双脚稳稳地站立在地面。现在，你已经完成了一次正念伸展，你可以轻轻闭上眼睛，想象自己是一棵有着牢固根系的大树，安稳地驻留在此刻。谢谢你的参与！

（2）练功要点：正念伸展将瑜伽伸展活动作为练习的动作。练习时，注意瑜伽伸展活动，留意自己的动作带来的身体感受，强调在活动中更好地照顾自己的身体。

（3）功法作用：适合有一定正念冥想基础的人群，这个练习将瑜伽的动作与正念相结合，帮助练习者在伸展身体的同时，带着觉察，体会练习瑜伽时的身体感觉，学会尊重与接纳自己的身体，与自己的身体进行更深度的连接。同时也提示我们，将正念冥想与生活当中其他活动整合起来进行练习，帮助练功者实现正念生活化，在生活当中随时随处可以进行正念练习。

第二节　站桩功的演练教学

视频：站桩功

案例导入

【案例】

在某医院中医康复科，15名住院患者经评估，具备参与站桩功练习的条件，经与患者沟通，患者同意参与站桩功的学习。康复治疗师小唐今天要带领这些患者进行站桩功的学习。

【问题】

1. 如何让患者认识到练习站桩的意义？

2. 如何通过团体带练给患者传授准确的站桩练习方法，让患者能自己熟练进行站桩练功。

站桩功是一种传统的以站立为主的锻炼功法，属于静功功法。站桩功通过保持特定姿势，使全身或某些部位的肌肉处于持续、静力的运动状态，从而达到保健强身、防治疾病的目的。站桩功是中国武术内家拳的基本功，也是养生与治病的常用功法之一。自20世纪50年代开始，站桩功作为医疗功法在全国广泛推广，70多年的实践证明，站桩功具有明显的养生康复和防病治病效果。站桩功虽然流派众多，但总的特点是以站姿练习为基础。站桩功调节形、气、神，即以意念为主导，保持恒定的特殊姿势，配合节律的呼吸，在练习中强调身体姿势、呼吸和意念的配合，从而达到身、心、息三者合一的高度协调状态。

一、站桩功基础知识

1. 站桩功的总要领

（1）形松意紧：外部肌肉放松，内部气血运行。

（2）呼吸自然：自然呼吸逐渐过渡为腹式呼吸。

（3）意念柔和：注意力集中，思想不涣散，亦不可过于执着。

（4）循序渐进：从易到难，从简单到复杂，逐渐增加练习时间。

2. 站桩功的作用

（1）增强体质：提高免疫力，增强抗病能力。

（2）调节神经：缓解压力，改善睡眠，改善精神状态。

（3）改善循环：促进血液循环，预防心脑血管疾病。

（4）强健骨骼：增强骨骼强度，预防骨质疏松。

（5）治疗疾病：对高血压、糖尿病、颈椎病、腰椎间盘突出症等慢性疾病有一定的辅助治疗作用。

3. 站桩功的分类

（1）站桩功的姿势高度：根据膝关节屈曲角度不同，主要分为休息站桩、高位站桩、中位站桩和低位站桩等。

1）休息站桩：体势高度比身高低约半拳，身体支撑力最轻，适合年老体弱者，如太极拳中的起式即为休息站桩。

2）高位站桩：体势高度比身高低约一拳，为最基本、最常用的体势，适合大多数人，如自然式站桩、三圆式站桩皆为高位站桩。

3）中位站桩：体势高度比高位式低约两拳，双膝屈膝约50°左右，体力消耗适中，适合大多数人，如下按式站桩即中位站桩。

4）低位站桩：体势高度比中位势低约三拳，双膝屈膝约90°左右，体式最低，身体支撑量最大，适合健壮之人或专门习武之人练习，如伏虎式站桩、少林剑指式站桩皆属低位站桩。

（2）按姿势形态分为自然桩、三圆桩、下按桩、浑圆桩、探马桩、伏虎桩、少林剑指桩等。

目前有代表性的站桩功主要有自然桩、休息桩、三圆桩、下按桩、伏虎桩和少林剑指桩等。

二、不同站桩功法实操

1. 自然桩

（1）姿势：身体自然站立，两足平行与肩同宽。双膝微屈，两臂自然下垂，肘部微屈，两手置于大腿外侧，掌心向内。十指分开，指部关节略微屈曲，掌心内凹。头正身直，虚领顶劲，沉肩虚腋，坠肘悬腕，含胸拔背，直腰收腹，足趾扣地，两膝微展，轻提肛门，口张齿合，舌抵上腭，下颌内收，面带微笑，凝视前方。

（2）呼吸：开始时宜自然呼吸，练到一定程度后，逐渐加大呼吸深度与幅度，并向腹式呼吸过渡。

（3）意念：可先采用三线放松法。三线放松法是放松功的基本功法，身体有两侧、前面、后面三条线，有步骤地由上而下进行放松，并结合默念“放松”，将身体各部调整得舒适放松。进行全身放松，放松几个循环后，逐渐以意守法为主。吸气时鼓小腹，以意领气，纳入下丹田。呼气时，则意守下丹田，感受小腹的充实感和温热感。待小腹温热感明显时，以意念引导温热感缓缓向整个腹部布散，于三个深呼吸后，再将意念收回丹田。

（4）要领：自然桩以站式为主，躯干、四肢保持特定的姿势，身体放松。要求身体的肌张力呈适度的持续静力性紧张状态，做到“松而不懈、紧而不僵”。注意力集中，亦不可过于执着，若即若离，似守非守。呼吸自然，逐渐过渡为腹式呼吸，切记不可操之过急，以免“以心逐息”，出现憋气、气急的现象。如此调整姿势、意念、呼吸自然舒畅，上虚下实，循序渐进，方可逐渐进入身心息三者合一、浑然一体的境界。

（5）作用：本功放松自然，可安神定志、放松精神、缓解疲劳、改善血液循环，对神经系统有很好的调节作用。

2. 三圆桩

（1）姿势：两足开立，与肩同宽，足尖略向内站成一个圆形。两膝微屈，含胸拔背，即腰直胸平、不挺不弯。头顶项竖，筋肉放松自然。上肢姿势分为抱球式和环抱式两种。手臂弯曲角度较小的称为抱球式，双上肢弯曲呈半圆形，双手呈抱球状。手臂弯曲角度较大的称为环抱式，两臂抬起与肩平，肘略低于肩，作环抱树干状，掌心向内，五指自然分开，相距约两拳。双目轻闭，微露一线之光，轻视两眉间或鼻端，也可平视远处某一目标。

（2）呼吸：三圆桩功有三种呼吸练习法。

1）自然呼吸法（顺腹式呼吸法）：先用口徐徐呼气，唇齿微合，同时收小腹；等气出时，再用鼻慢慢吸气，同时鼓小腹。

2）逆腹式呼吸法：牙齿松扣，舌抵下颚，以口呼气，呼气时小腹鼓起，肢体放松。吸气时舌抵上腭，以鼻吸气，闭口，小腹收缩，同时足趾抓地，提肛。

3）调息法，要点同逆腹式呼吸法，唯功夫练到深处，呼吸没有声音，绵绵不断，若存若亡。练习者以自然呼吸法入手，待纯熟后可改练逆腹式呼吸，到功夫深厚自成调息。以上三种呼吸方法须循序渐进，不可操之过急。

（3）意念：意念须与呼吸相配合。

1）意守丹田：与自然呼吸相配合。初学者可先通过三线放松法初步放松入静。然后逐渐以意守法为主。吸气时鼓小腹，以意领气，纳入下丹田；呼气时，则意守下丹田，感受小腹的充实感和温热感。同时，呼吸时全身放松不用力，顺乎自然。

2）小周天法：与逆腹式呼吸相配合。吸气时，以意领气，由丹田经会阴、肛门，沿督脉尾闾、夹脊和玉枕三关而达头顶百会和大脑。呼气时，引气由头顶经两耳颊分道而下，会至舌尖，与任脉相接，经承浆、天突至胸部，过膻中，下降至丹田。此为一小周天。呼气时用意识提示两臂以十分之三的力量向外撑张，吸气时则以十分之七的力量向内环抱。

3）大周天法：与调息法相配合。呼气时舌抵下腭，嘴唇微开，气贯丹田，小腹鼓起，再沉气至会阴，分支顺两腿而下，直达两脚掌心涌泉穴。吸气时小腹随之收缩，舌抵上腭，自涌泉提气顺两腿而上，气会肛门，再引气上升经尾闾、夹脊、玉枕而达头部，顺两耳前侧而下，会于舌尖，与呼吸时的气息相接。此为一大周天。呼气时全身松力，如大雁落下一般；吸气时肢体上引，如大雁起飞。

（4）要领：三圆桩功要求做到“形松意紧”。所谓“形松”，即外部肌肉的放松；“意紧”，明练功时从人体外部看全身并未用一点力，但机体内部则通过呼吸运动使气血运行，不断地进行着松弛和紧张的交替活动。所谓三圆，即手圆、臂圆、足圆。双掌相对，双臂环抱，双足内扣，摆成三个圆形，可将运动分为外在的肌肉运动和内在的脏腑气血运动。三圆桩功是外静止状态下的内运动。

（5）作用：三圆桩功对循环和呼吸系统具有显著的调节作用，可有效改善肺功能，提高肺活量，提升神经敏感性和肌肉的协调性，预防和治疗关节性疾病。

3. 下按桩

（1）姿势：身体端正站立，两足与肩同宽。双臂自然下垂，沉肩坠肘，双腕略背伸，掌心向下，五指平伸，自然张开，指尖朝前，双掌如按两侧气柱于手心。两膝微屈，松胯圆裆，含胸拔背，双目轻闭，或目视前方。

（2）呼吸：采用顺腹式呼吸法，并延长呼气时间。

（3）意念：吸气时鼓小腹，以意领气，纳入下丹田。呼气时，则意守下丹田，感受丹田之气如雾露蒸腾，弥漫全身，濡养四肢百骸、五官九窍。结束时收功，以意领气，归入丹田。双掌下按，似有阻力。

（4）要领：呼吸顺畅自然，意念柔和，似守非守。双掌下按，想象有阻力抗争。

（5）作用：下按桩功除能改善呼吸、循环、肌肉、神经功能外，对上肢关节肌肉功能的调整也具有较好的疗效。

4. 伏虎桩

（1）姿势：伏虎桩是技击桩的一种，一般在养生桩的基础上练习。由立正姿势起，足跟并拢，足尖开立，右足不动，左足向前一步，呈半丁半八字形。屈膝下蹲，重力于右，左腿屈膝微直，右腿弯曲下蹲，右大腿略高于水平，重心后移，成前三后七步型，即半马步型。裆部撑圆，臀部内收；头部上顶略收颏，身体竖直。同时，两掌左手向前、右手向后撑开，两掌心朝下左臂微曲撑圆，置于左膝上方约10cm处，右弯曲，右掌置于右膝上方约10cm处，两肘外撑，两手指尖朝前，虎口撑圆。沉肩坠肘，含胸拔背，气沉丹田，目视前方。此为左步伏虎桩。如欲做右步伏虎桩时，先起身站立，两手合抱交叉胸前，收左腿至右腿处，再迈出右足做右步伏虎桩，动作同前。

（2）呼吸：初练可采用顺腹式呼吸，然后逐渐过渡为逆腹式呼吸。

（3）意念：技击桩的目的在于以意练力，产生浑圆劲。故伏虎桩的意念主要在于各种争力的假想，如想象臀似骑虎腰，左手按虎头，右手把虎尾，虎欲前窜，瞬间虎又向后逃，精神高度集中，随时警惕虎要伤人。前脚要有踩劲，两手两臂要有撑劲，此是用意而不是用力。争力的假想，要与呼吸配合，吸气时，两腿有合劲，有如站在冰上要裹胯合膝，防止脚下滑动而用抽劲、合劲。配合呼气而气沉丹田，身形有微向下坐之意。这些劲力的练习只是在意念支配下的内动，而外形并无大的变化。随着一吸一呼进行有节奏的练习。

（4）要领：争力的感受和练习重在用意，用意不用力。用力则僵，用意则灵。意念与呼吸相配合，以意领气，意气相随，练气生力。

（5）作用：伏虎桩对肌肉系统，尤其是下肢肌群有很强的锻炼作用，同时对肌肉、神经、关节、韧带、血管等组织的协调性、稳定性有很好的康复作用。作为技击桩，伏虎桩无论是体力消耗还是意念激烈程度均明显高于养生桩（如三圆桩等），故适合在练习养生桩的基础上练习，更适合年轻、身体健壮和有一定的基础者。

5. 少林剑指桩

（1）姿势：身体端正站立，左脚向左横跨一步，两脚平行，屈膝下蹲，成马步桩式。同时双臂向正前方缓缓抬起，双掌自然变为剑指，抬与肩平，指尖向前，掌心向下，两臂与肩平成一线。上身正直，小腹微收，轻提尾闾，含胸拔背，头正颈直，下颌微收，使百会、会阴和两足跟连线的中点成一直线。两膝自然外开，膝不超过足尖，膝与足尖成一直线。两眼平视，全身放松，松而不懈。收功时两臂缓缓下落，变剑指为掌形，重叠置于肚脐上，同时两腿直立，左足收回。

（2）呼吸：初练可采用顺腹式呼吸法，逐渐过渡为逆腹式呼吸法。

（3）意念

1）意守丹田法：意守下丹田，至有明显温热感时，以意领气循足三阴经至足底涌泉穴，落地生根。之后，再将意念引回丹田，如此循环往复。收功时，引气归丹田。

2）意守剑指法：意守剑指指端，收功时引气归丹田。

（4）要领：两臂平直，躯干放松，初练时屈膝，可用高位，逐渐过渡到低位。

（5）作用：该桩功对全身的骨骼肌、关节、韧带，尤其是四肢有明显的锻炼作用，能促进全身经络气血的运行，改善血液循环，增强心脏功能等。

6. 休息桩

（1）姿势：本桩功姿势、呼吸均以轻柔和缓为原则，如休息之状。站姿同自然桩。双臂屈曲后伸，以双掌背面置于腰眼处，腕关节微屈，五指自然弯曲，掌心微凹。头正项直，沉肩坠肘，虚腋。自然呼吸，放松静守。

（2）呼吸：采用自然呼吸法。

（3）意念：意守两腰眼，以至发热为宜。

（4）要领：保持身体稳定，双膝微屈以提供稳定的支撑。双臂抬起时，肩部放松，避免耸肩。剑指动作要流畅自然，不可过于僵硬。呼吸与意念相配合，达到身心合一的境界。

（5）作用：少林剑指桩能锻炼上肢肌肉和关节的灵活性，增强手指力量。同时，通过意念的集中和呼吸的配合，能调节神经系统，提高身体的稳定性和协调性。长期练习对改善体质、增强免疫力、提高身体素质等方面均有一定效果。

三、站桩功的注意事项

1. 选择合适的场地 选择安静、空气流通的地方练习。

2. 穿着舒适的服装 穿着宽松舒适的衣服，以便活动。

3. 避免空腹练习 空腹练习容易引起低血糖。

4. 练习时间适度 初学者每次练习时间不宜过长，逐渐增加练习时间。

5. 注意安全 避免在过热或过冷的环境中练习，避免在疲劳或身体不适的情况下练习。

第三节 健身气功·八段锦的演练教学

案例导入

【案例】

在某医院康复科，若干名住院患者，同意参与健身气功·八段锦的团体学习和运动治疗。康复治疗师小唐今天要带领这些患者进行团体健身气功·八段锦功法的学习。

【问题】

1. 如何让患者认识到练习八段锦的意义？
2. 如何通过团体带练给患者传授准确的八段锦练习方法？

视频：健身气功·八段锦

健身气功·八段锦，简称八段锦，是一套独立而完整的健身功法，现存最早关于八段锦的文字记载是南宋洪迈所著《夷坚志》中提到的“政和七年，李似矩为起居郎……尝以夜半时起坐，嘘吸按摩，行所谓八段锦者。”自八段锦有文献记载以来，至今已有九百多年的历史。古人把这套动作命名为“锦”，是取其五颜六色、美而华贵之意。着重体现八段锦动作舒展优美，并称赞其“祛病健身，效果极好；编排精致；动作完美”。现代的八段锦在内容与名称上均有所改变，动作编排更为科学合理，贴合现代人的生活节奏与身体需求。此功法分为八段，每段均对应一个动作，故名为“八段锦”。八段锦练习时具有无须器械、不受场地局限、简单易学、节省时间、健身效果显著的特点。八段锦适宜各类人群习练，可使瘦者健壮，肥者减肥。

一、健身气功·八段锦基础知识

八段锦基本手型如下。

1. 八字掌　五指微曲，拇指外展，其余四指自然靠拢，虎口要圆，形如八字。

2. 自然掌　五指自然伸直，稍分开，掌心微含。

3. 拳眼　拇指根部与示指相叠而成的螺旋形圆窝。

4. 拳面　是指握拳那五指所对的一面。

5. 虎口　是指拇指与示指相连的部分。

6. 握固　将拇指扣在手心，指尖位于环指的根部，然后屈曲其余四指，稍稍用力，将拇指握牢，这个动作象征着关闭身体的能量门户，防止能量外泄。

二、健身气功·八段锦功法实操

1. 预备式

（1）动作拆解：两脚并步站立，两臂垂于体侧，目视前方，左脚向左开步与肩同宽，两臂内旋向两侧摆起，与髋同高，掌心向后，两腿膝关节稍屈，同时两臂外旋向前合抱于腹前，掌心向内，两掌指间距约10cm，目视前方。

（2）动作要领：头向上顶，下颌微收，舌抵上颚，嘴唇轻闭，沉肩坠肘，虚腋，胸部宽舒，腹部松沉，收髋敛臀，上体中正。

（3）功法作用：宁静心神、调整呼吸、内安五脏、端正身形，从精神和肢体上做好练功前的准备。

2. 第一式——两手托天理三焦

（1）动作拆解

1）两臂外旋微下落，两掌五指分开在腹前交叉，掌心向上目视前方。

2）两腿挺膝伸直，同时两掌上托于胸前，随后两臂内旋向上托起，掌心向上，抬头目视两掌，两掌继续上托，肘关节伸直，同时下颌内收保持停顿两秒，目视前方。

3）两腿膝关节微屈，同时两臂分别向身体两侧下落，两掌捧于腹前，掌心向上目视前方，一上一下为一次，共做六次。

（2）动作要点：两掌上托要舒胸展体、稍有停顿、保持伸拉；两掌下落、松腰沉髋、沉肩坠肘、松腕舒指、上体中正。

（3）功法作用：通过两手交叉上举，缓慢用力，保持伸拉，可使三焦通畅、气血调和，通过拉长躯干与上肢各关节周围的肌肉、韧带及关节软组织，对提高关节的灵活性和防治肩颈疾病有良好的作用。

3. 第二式——左右开弓似射雕

（1）动作拆解

1）重心右移，左脚向左开步站立，膝关节缓慢伸直，两掌向上交叉于胸前，左掌在外，目视前方。

2）右掌屈指，向右拉至肩前，左掌成八字掌，左臂内旋，向左推出，与肩同高，同时两腿屈膝半蹲成马步，动作稍停，目视左前方。

3）重心右移，两手变自然掌，右手向右划弧，与肩同高，掌心斜向前，重心继续右移，左脚回收成并步站立，同时两掌捧于腹前，掌心向上，目视前方。

4）右式动作与左式相同，只是方向相反。

5）该式一左一右为一次，共做三次，做第三次最后一动时，身体重心继续左移，右脚回收成开步站立，膝关节微屈，同时两掌下落捧于腹前，目视前方。

（2）动作要领：侧拉之手五指要并拢、曲紧，肩臂放平，八字掌侧撑要沉肩坠肘，屈腕竖指、掌心含空。

（3）功法作用：展肩扩胸可刺激督脉和背部腧穴，同时调节手太阴肺经等经脉之气，可有效地发展下肢肌肉力量，提高平衡和协调能力，同时加强前臂和手部肌肉力量，提高手腕关节及指关节的灵活性，有利于矫正驼背内收等不良姿势，很好地预防肩颈疾病。

4. 第三式——调理脾胃须单举

（1）动作拆解

1）两腿挺膝伸直，同时左掌上托，经面前上穿，随之臂内旋上举至头的左上方，右掌同时随臂内旋下按至右髋旁，指尖向前，动作稍停。

2）两腿膝关节微屈，同时左臂屈肘外旋。左掌经面前下落于腹前，同时右臂外旋，左、右掌向上捧于腹前，目视前方。

3）右式动作与左式动作相同，但左右相反，该式一左一右为一次，共做三次。

4）做到第三次最后一动时变两腿膝关节微屈，右掌下按于右髋旁，指尖向前，目视前方。

（2）动作要点：舒胸展体、拔长腰脊、两肩松沉、上撑下按、力在掌跟。

（3）功法作用：通过上下对拉，可牵拉腹腔，对中焦脾胃起到按摩的作用，同时可以刺激位于胸胁部的相关经络及肺部腧穴等，具有调理脏腑经络的作用，该式动作使脊柱内各椎骨间的小关节及小肌肉得到锻炼，从而增强脊柱的灵活性与稳定性，有利于预防和治疗肩颈疾病。

5. 第四式——五劳七伤往后瞧

（1）动作拆解

1）两腿挺膝、重心升起，同时两臂伸直，指尖向下，目视前方。

2）两臂外旋，掌心向外，头向左后转动作稍停，目视左斜后方。

3）两腿膝关节微屈，同时两臂内旋按于髋旁，指尖向前，目视前方。

4）右式动作与左式相同，方向相反，该式一左一右为一次，共做三次，做到三次最后一动时，变两腿膝关节微屈，同时两掌捧于腹前，目视前方。

（2）动作要点：头向上顶、肩向下沉、转头不转体、旋臂两肩后张。

（3）功法作用：五劳指心、肝、脾、肺、肾五脏劳损；七伤指喜、怒、悲、忧、恐、惊、思七情过激造成的伤害。通过上肢伸直外旋扭转的静力牵张作用可以扩张牵拉胸腔、腹腔中诸脏腑，转头动作可以刺激颈部大椎穴及背部腧穴，达到防治五劳七伤的目的；还能够增加颈部及肩关节周围参与运动肌群的收缩力，增加颈部运动幅度，活动眼睛，预防眼睛疲劳、肩颈和背部疾患，改善颈部及脑部血液循环，有助于解除中枢神经系统的疲劳。

6. 第五式——摇头摆尾去心火

（1）动作拆解

1）重心左移，右脚向右开步站立，同时两掌上托至头上方，肘关节微屈，指尖相对，目视前方。

2）两腿屈膝半蹲成马步，同时两臂向两侧下落，两掌扶于膝关节上方10cm处。

3）重心向上稍升起，随之重心右移，上体向右侧倾，俯身目视右脚面。

4）重心左移，同时上体由右向前向左旋转目视右脚跟。

5）重心右移成马步，同时头向后摇，上体立起随之下颌微收，目视前方。

6）右式动作与左式动作相同，方向相反，该式一左一右为一次，共做三次。

7）做完三次后重心左移，右脚回收成开步站立，同时两臂经两侧上举，两掌心相对，两腿膝关节微屈，同时两掌下按至腹前，指尖相对，目视前方。

（2）动作要点

1）马步下蹲要收髋敛臀、上体中正。

2）摇转时脖颈与尾闾对拉伸长，速度应柔和缓慢、柔和连贯。

（3）功法作用：心火即心热火旺，属阳热内盛，摆动尾闾可刺激脊柱督脉等，通过摇头可刺激大椎穴从而达到舒筋泄热的目的，有助于祛除心火；增加了颈、腰、髋的关节灵活性，也发展该部位的肌力。

7. 第六式——两手攀足固肾腰

（1）动作拆解

1）两腿挺膝伸直站立，同时两掌指尖向前，两臂向前向上举起，肘关节伸直，掌心向前，目视前方。

2）两臂屈肘，两掌下按于胸前，掌心向下，指尖相对。

3）两臂外旋，两掌心向上，随之两掌掌指顺腋下后插。

4）两掌心向内沿脊柱两侧向下摩运至臀部，随之上体前俯，沿腿后向下摩运，经脚两侧至脚面，抬头目视前下方，动作稍停。

5）两掌沿地面前伸，随之用手臂带动上体立起，两臂肘关节伸直上举，掌心向前，目视前方。

6）该式一上一下为一次，共做六次，做完六次后，两腿膝关节微屈，同时两掌向前下按至腹前，掌心向下，指尖向前，目视前方。

（2）动作要领：两掌向下摩运要适当用力，至足背时要松腰沉肩，伸膝挺直；向上起身时手臂要主动上举，带动上体立起。

（3）功法作用：通过大幅度前屈后伸可刺激脊柱督脉，以及阳关、委中等穴，有助于防治生殖泌尿系统的慢性病，达到固肾壮腰的目的；有效增强躯干前后伸屈脊柱肌群的力量与伸展性，同时对肾、肾上腺和输尿管等器官有良好的牵拉按摩作用，可以改善功能，刺激活动。

8. 第七式——攒拳怒目增气力

（1）动作拆解

1）重心右移，左脚向左开步，两腿半蹲成马步，同时两掌握拳于腰侧，拇指在内，拳眼向上目视前方。

2）左拳向前冲出，与肩同高，拳眼向上，目视左拳。

3）左臂内旋，左拳变掌，虎口向下，目视左掌。

4）左臂外旋、肘关节微屈，同时左掌向左缠绕变掌心向上后握固，拇指在内，目视左拳。

5）左拳屈肘回收至腰侧，拳眼向上目视前方。

6）右式动作与左式动作相同，该式一左一右为一次，共做三次。

7）做完三次后重心右移，左脚回收成并步站立，同时两拳变掌垂于体侧目视前方。

（2）动作要领：冲拳时怒目圆睁、脚趾抓地、拧腰顺肩、力达拳面；马步高低根据自己腿部力量灵活掌握，回收时要旋腕，五指用力抓握。

（3）功法作用：中医认为，肝五行属木，与怒相应，该式动作中的怒目瞪眼可刺激肝经，使肝血充盈，促进肝气舒泄；刺激手足三阴经及手足三阳经和督脉，同时可使全身肌肉经脉受到静力牵张刺激，长期锻炼使全身肌肉结实有力，增加气力。

9. 第八式——背后七颠百病消

（1）动作拆解

1）两脚跟提起、上顶、动作稍停、目视前方。

2）两脚跟下落、轻震地面。

3）该式一起一落为一次共做七次。

（2）动作要领：上提时要脚趾抓地，脚跟尽力抬起，两腿并拢，百会上顶，稍停顿，掌握平衡；脚跟下落时轻轻下震，同时沉肩舒臂、周身放松。

（3）功法作用：十脚趾抓地可刺激足部有关经脉，调节相应脏腑功能。同时，颠足可刺激脊柱督脉使全身脏腑经络气血通畅，阴阳平衡。颠足而立可发展小腿后群肌力，拉长足底肌肉韧带，提高人体的平衡能力，落地震动可轻度刺激下肢及脊柱各关节内外结构，并使全身的肌肉得到很好的放松复位，有助于解除肌肉紧张。

10. 收势

（1）动作拆解

1）两臂内旋向两侧摆起，与髋同高，掌心向后，目视前方。

2）上肢不停，两臂屈肘，两掌相叠于腹部，男性左手在里，女性右手在里。

3）两臂放下，垂于体侧。

4）搓手、浴面。

（2）动作要领：两掌内外劳宫穴相叠于丹田、周身放松、气沉丹田；体态安详、举止稳重。

（3）功法作用：使气息归元、整理肢体、放松肌肉、愉悦心情、进一步巩固练功的效果、逐渐恢复到练功时安静时的状态。

三、练功注意事项

1. 练功中注意配合腹式呼吸 腹式呼吸是八段锦练习中的一种主要呼吸形式。若想获得较佳的锻炼效果，习练者应逐步学练好腹式呼吸。练好腹式呼吸，需注意以下方面。一是学练腹式呼吸必须循序渐进，绝不可刚开始学练功法就追求腹式呼吸，必须在经过一个阶段调息训练后，方可学练腹式呼吸。二是学练腹式呼吸必须在松静自然的呼吸基础上进行，切不能憋气，意念也不可紧张，注意呼吸出入的量和力度都不能太过、太大，应以不疾不徐、不迟不速为宜。三是在形成自然腹式呼吸基础上，再逐步学练深长的腹式呼吸，即由自然腹式呼吸逐步过渡到缓慢、细匀、深长的腹式呼吸。倘若不顾呼吸形成的规律，不从习练者自身体质、健康的实际情况出发，盲目追求深长匀细的腹式呼吸，势必造成精神不能安静，引起呼吸中枢兴奋，出现呼吸紧迫、气闷胸痛、心悸不宁等不良现象。

2. 练功中注意配合意守丹田 习练八段锦多处提到要意守丹田，主要是指意守腹部的下丹田。腹部下丹田的确切部位，历代说法不一，有的说是在肚脐，有的说是在脐下一寸三分，也有的说是在脐内一寸三分。其实，腹部丹田不应该是一个点，而应是某一特定的区域，通常是指包括神阙、关元、气海，命门等穴位的区域。肚脐正中及经过脐下的任脉、冲脉、脾经、胃经、肾经、肝经等脏腑经络之气，最后均汇聚到腹部丹田处。故丹田具有“调气益元、培肾固本”“调营卫血室、温精宫”等作用，是真气升降开合的枢纽，是汇集烹炼、储存真气的重要部位。所以，八段锦多处强调要意守丹田，目的是帮助习练者调心入静，提升脾胃功能并带动其他脏腑功能等作用。

第四节 健身气功·易筋经的演练教学

案例导入

【案例】

在某医院康复科，若干名住院患者，经评估适合参与健身气功·易筋经的练习，经沟通同意参与健身气功·易筋经的团体学习和运动治疗。康复治疗师小唐今天要带领这些患者进行团体健身气功·易筋经功法的学习。

【问题】

1. 如何让患者认识到练习健身气功·易筋经的意义？
2. 如何通过团体带练给患者传授准确的健身气功·易筋经练习方法？

视频：健身气功·易筋经

健身气功·易筋经，简称易筋经，源于我国古代的导引术，其历史可以追溯到春秋战国时期，《庄子》中记载“吹呼吸，吐故纳新，熊经鸟伸”等导引术。《汉书·艺文志》中也提到了多种导引术，说明汉代导引术非常流行。湖南长沙马王堆汉墓出土的帛画《导引图》进一步证实了这一点，其中的动作与现今的易筋经动作有诸多相似之处。关于易筋经的创始人，虽然众说纷纭，但普遍认为易筋经是由南天竺国（南印度）僧人达摩所传。达摩于公元526年来到中国，并最终定居于嵩山少林寺，成为禅宗初祖。根据《指月录》等文献记载，达摩曾向弟子们传授过一种结合了静坐与武术、导引术的独特修炼方法，这可能是易筋经的前身之一。此外，《汉武帝内传》中提到的“三千年一伐毛，三千年一洗髓”，也可能是易筋经的名字的由来。在易筋经的发展过程中，少林寺僧侣起到了关键作用，由于僧侣长时间静坐可能导致气血不畅，因此需要通过武术和导引术来活动筋骨。六朝至隋唐年间，导引术在河南嵩山地区广泛传播，并逐渐形成了今天我们所见的易筋经。宋代时，以“达摩”之名撰写的《易筋经》书籍大量出现。明代文献显示，易筋经不仅能够改善身体健康，还能帮助人们达到更高层次的精神境界。清代咸丰年间的《内功图说》则记录了目前发现流传至今最早的十二势版本之一。现代健身气功·易筋经是21世纪初国家体育总局健身气功管理中心组织编创的健身气功新功法之一。编创时，在保留了传统易筋经精髓的基础上，更加注重科学性和普及性，强调动作连贯、呼吸自然、形神兼备等特点，使健身气功·易筋经成为一种易于学习且效果显著的健身方式。

一、健身气功·易筋经基础知识

1. 易筋经名称的内涵　从功法名称来看，易筋经的“易”字，虽然表面意思是“改变”，但实际上暗含“增强”的意思，也就是使人体的“筋”变得更加强壮；同时，“易”也蕴含着阴阳消长的意思，与中医理论中的阴阳消长相呼应，体现了身体内部气血阴阳不断变化的状态。“筋”在《说文解字》中被解释为“肉之力也”，指筋骨、筋脉，是人体运动和力量传导的重要部分。经筋作为气血运行的通路，在中医中具有重要的地位。在易筋经中，强调通过特定的动作和呼吸方法来加强筋骨的功能，从而有助于疏通筋络，促进气血流通。“经”在这里既是对这部经典著作的尊称，也指一种权威性专书。易筋经作为一种古老的导引术，被视为具有权威性的健身法门，其内容和方法经过长期的实践验证，被广泛认可和尊重。

2. 易筋经功法特点　与其他功法相比，易筋经的“动”至少有以下三个特点。

（1）在运动部位上保证了运动形体的全面性，它有以四肢运动为主的练习，如韦驮献杵势；有以脊柱运动为主的练习，如打躬势；有四肢与脊柱运动并重的练习，如卧虎扑食势。

（2）在运动方式上动静结合、强调牵伸，既有静力性的等长运动，也有动力性的等张运动。

（3）在运动强度上大张大合，尤其是九鬼拔马刀势、打躬势、掉尾势等，运动强度较大。习练者如能持之以恒，则“五脏坚固，血脉和调，肌肉解利，皮肤致密，营卫之行，不失其常……”。

3. 基本手型

（1）荷叶掌：为通臂拳拳手型，拇指示指分开，自然伸直，其余三指微曲。

（2）柳叶掌：通常拇指弯曲扣于虎口处，其余四指并拢伸直。

二、健身气功·易筋经功法实操

1. 预备势

（1）动作拆解

1）两脚并拢站立，两臂自然下垂于身体两侧，五指自然并拢微屈，两眼平视前方，周身放松、身体中正、呼吸自然、目光内含（指眼睛的神光含而不放，视而不见。神光，是眼睛的光芒前视后慢慢收回，意念也随之内收，意念与目光合而为一）、心平气和。

2）全身自上而下，头颈、肩、臂、胸、腹、臀、大腿、小腿、脚依次放松，躯体各关节及内脏放松，做到身无紧处、心无杂念、神意内收。

3）继而引气下行，依次内观天突、膻中、丹田、会阴、涌泉诸穴，自觉无限生机自足下涌出。

（2）动作要领：注意周身放松顺序由上及下、保持身体中正、呼吸自然，心平气和。

（3）功法作用：练功前的重要准备，通过调身、调息、调心，使习练者可以很快进入练功的状态。

2. 第一式——韦驮献杵第一式

（1）动作拆解

1）左脚侧开半步，两手松垂体侧；两臂徐徐前抬至前平举，至胸前，掌心相对，指尖向前。

2）屈肘回收立掌，合掌于胸前，尖向斜前上方约30°，合掌时掌根相对，与膻中同高，掌心含空，虚掖，躯干正直，头顶之百会与裆下之长强要成一条直线；目视前下方，定心凝神。

（2）动作要领：诀曰："立身期正直，环拱手当胸，气定神皆敛，心澄貌亦恭。"首先要头领身松，用头之领劲把全身领起，整个身体仿佛吊起来一样，身体要放松，自然下坠，才能头领之劲使到达足跟。

（3）功法作用：初练此势，首先是肩前和上臂前缘酸麻热胀，渐会感到手阳明经循行部位有通畅之感，并且掌上生出向前之真力，即习练者身上体现出的"劲"。以劲寻气，气之导引与调呼吸相合，能使人神清气明，通身舒畅，以及美容养颜。

3. 第二式——韦陀献杵第二式（横担达摩杵）

（1）动作拆解

1）接上势，足掌踏实，两膝微松；两肘抬起，两掌伸平，手指相对，掌心向下，掌臂约与肩呈水平。

2）两掌向前伸展，掌心向下，指尖向前。

3）两臂向左右分开至侧平举，掌心向下，指尖向外，五指自然并拢，坐腕立掌；目视前下方。

4）吸气时胸部扩张，臂向后挺；呼气时，指尖内翘，掌向外撑。

（2）动作要领：诀曰："足指挂地，两手平开，心平气静，目瞪口呆。"也就是说两手平开微高于肩，两眼平视前方，极目远眺，舌尖放下平铺，松腰松胯，两足趾抓地，似要生根之状，全身放松，心平气和，排除杂念。

（3）功法作用：初练此势，肩后侧、上臂后侧会出现酸麻热胀等现象，久练自然消失，随后出现通畅轻快之感，双掌向左右支撑的劲力逐渐增强，并通过刺激手三阴经、手三阳经的经络，调节五脏六腑。

4. 第三式——韦驮献杵第三式（掌托天门）

（1）动作拆解

1）接上势，松腕，同时两臂向前平举内收至胸前平屈，掌心向下，掌与胸相距约一拳。

2）两掌掌心外旋，翻掌至耳垂下，掌心向上，虎口、两肘外展，约与肩平。

3）身体重心前移至前脚掌支撑，提踵，两掌上托至头顶，掌心向上，展肩伸肘。

4）下颏微收，舌抵上腭，咬紧牙关。

（2）动作要领：诀曰："掌托天门目上观，足尖着地立身端。力周腿胁浑如植，咬紧牙关不放宽。舌可生津将腭舐，鼻能调息觉心安。"说明练习时特别注意：头部中正，双眼微微上视，提踵、舌抵上颚、调匀呼吸。

（3）功法作用

1）通过按摩手少阴心包经，缓解心包经病变引起的手心热，肘臂屈伸困难，腋下肿，胸胁胀闷，心痛，心烦，面红，喜笑无常等。

2）通过双手的上撑，前脚掌支撑，力达于四肢，既可以牵引少阳三焦经络之气，又对三焦的膜腔进行伸拉，以发动少阳之气，促进气血的运行。同时，对其相应的脏腑通过伸拉进行"按摩"，以激发五脏之气，增强脏腑功能。

5. 第四式——摘星换斗式

（1）动作拆解

1）接上势，两脚跟缓缓落地，两手握拳，变掌下落。

2）身体左转屈膝，右掌摆至左髋旁，左手掌背轻贴命门穴。

3）伸膝，身体右转，右掌摆至头顶右上方，屈肘、屈腕，指尖向内，右手中指尖垂直于肩髃，目视掌心，意守命门，呼吸自然。

4）深吸一口气，徐徐呼气，身体转正，左右交换，要求相同。

（2）动作要领：本式动作要求转身以腰带肩，以肩带臂，力发命门，引动真气。

（3）功法作用：本势通过腰部的转动及形体导引，同时运用意识，神注形体导引，同时调动注意力，意存腰间命门，目视掌心，意存腰间命门，照顾上下，将发动的真气收敛，下沉腰间两肾及命门，可以激发和振奋阳气，以达到强腰健肾之功效。

6. 第五式——倒拽九牛尾式

（1）动作拆解

1）前牵：左脚向左后侧方约45°撤步，右脚跟内转呈右弓步，同时左手内旋、后伸、握拳，右手向前上方划弧，前伸、握拳。

2）拽拉：重心后移，右臂外旋、左臂内旋，屈肘内收，目视右拳。

3）回位：重心前移，两臂放松，前后伸展。

4）反复三遍后，左脚上步，身体还原并步站立，然后右脚撤步，左右交换，要求相同。

（2）动作要领

1）前牵动作注意侧后方撤步约45°；做前弓步，右手从右腰眼离开向上方划弧至与肩平时，左右手小指到拇指依次相握成拳，两拳心向上，右手稍高于肩。

2）拽拉动作时身体重心后移，后膝微屈，腰稍侧转，以腰带肩，以肩带臂，前臂外旋，后臂内旋，屈肘内收，呈螺旋用劲，上身正直，塌腰收臀。

3）在习练收臂拽拉动作时，应配合呼气，当重心转移开始做前牵的动作时，配合吸气。

4）练习时要注重意念的引导，通过想象自己正在倒拽九头牛尾的情景，增强练习效果和趣味性。

（3）功法作用

1）本式在腰扭动的同时，还带动肩胛部活动，充分地刺激了背部足太阳经脉上的多个脏腑的腧穴，以及夹脊等经外奇穴。

2）此势对胸部活动幅度较大，可以有力刺激肺俞、心俞等上部腧穴，对于心肺具有较好的训练作用。

3）此势通过四肢上下协调活动，以腰带肩，以肩带臂，力贯双膀，通过旋转抻拉，牵引筋膜、筋经，进而引动经络气机，调整脏腑机能。

7. 第六式——出爪亮翅式

（1）动作拆解

1）接上势，两臂侧平举，两臂环抱内收，两掌立于云门前。

2）展肩扩胸，两臂前推，瞪目，两臂前推时呈荷叶掌。

3）松腕屈肘，收臂于云门，两臂回收时呈柳叶掌。

（2）动作要领：推掌时自然呼气，意念活动要求先轻如推窗，后如排山；收掌时自然吸气，意念活动要求如海水还潮，通过意识导引，形与神合，引导全身气机的开合出入。

（3）功法作用

1）本式通过伸臂推掌、屈臂收掌、展肩扩胸的一系列导引动作，以畅通胸肺之气，增强肺脏功能。

2）云门、中府两穴为肺经之要穴，本式通过推掌展臂，反复启闭云门、中府等穴，以宣畅肺气，促进外界自然之气与人体真气在胸中交汇融合，并引导全身气机的开合出入。

8. 第七式——九鬼拔马刀式

（1）动作拆解

1）接上势，躯干先右转，左手在上，右手在下，右侧抱球，躯干左转，两臂分开，左手背贴于脊柱，右手中指按压耳廓，手掌抚按玉枕。

2）屈膝，向右侧弯腰右转，从右侧目视左后方。

3）身体直立，展臂、扩胸，右转，右手背贴于脊柱，左手中指按压耳郭，手掌抚按玉枕，目视右上方。

4）屈膝，向左侧弯腰左转，从左侧目视右脚跟。

（2）动作要领：动作对拔拉伸，尽量用力；身体自然弯曲转动，协调一致；展臂扩胸时自然吸气，松肩合臂时自然呼气。

（3）功法作用

1）本式对于身体的扭曲、伸展较多，对背部拉抽和扭转幅度也较大，可刺激背部膀胱经、督脉，对脊柱进行伸拉锻炼。

2）本式通过身体的扭曲、伸展等运动，尤其是通过背俞穴，调动脏腑气机，引导全身真气开、合、启、闭，使五脏六腑的功能活动协调有序，气机升降和畅。

3）本式功法对于脖颈的扭转及对背部的扭伸，还有力地刺激了玉枕、夹脊等重要穴位，有助于督脉气机的通畅。

9. 第八式——三盘落地式

（1）动作拆解

1）两臂侧平举，左脚向左侧开步，屈膝下蹲，两掌于身体两侧下按，发“嗨”字音。

2）缓缓起身，翻掌上托，配合吸气，反复三遍。

（2）动作要领：屈膝下蹲分三种高度——微蹲、半蹲、全蹲，应逐步加深，量力而行。下蹲与起身时，上体始终保持正直，不应前俯后仰。

（3）功法作用

1）此势三起三落，逐步加大下蹲力度，配合口吐“嗨”音，通过音声引导气机，使心肺之气降，使肝肾之气升，脾胃之气枢转有权，使心肾相交，达到气机的协调，增强体质。

2）此势不仅调节体内气机，在动作起落过程中，达到呼吸匀称，呼出浊气，吸取自然之清气，吐故纳新，完成与自然界的气体交换，从而增强人体的生理活动。

3）此节功法充分运用四肢力量，下蹲时两掌如负重物，起身时如托千斤，有增加内气之功。中医认为脾主四肢，通过对四肢的锻炼，可以增强脾脏功能。

10. 第九式——青龙探爪式

（1）动作拆解

1）接上势，两手握固至腰间，拳轮贴于章门穴。

2）右臂侧举，屈肘、屈腕，右掌呈龙爪，躯干左转约90°，右掌左探。

3）身体左前屈，右掌下按至左脚外侧，躯干右转，右掌划弧至右脚外侧，缓缓起身，右手握固收与腰间。

（2）动作要领：目随爪走、意存爪心，下按转掌握固起身时，两膝伸直，缓缓立身。

（3）功法作用

1）通过转身、左右探爪及身体的前屈，可使人体的两肋交替松紧开合。从中医经络角度来看，足厥阴肝经分布于胁肋，通过对两胁肋的锻炼，可以起到疏肝理气、条畅情志的作用。

2）章门为肝经之穴，为八会穴之脏会，亦为脾之募穴，为脾之精气结聚之处。脾为后天之本，气血生化之源。故本势通过转身，收拳于章门，借助肝气的疏泄调达而运化脾土，从而起到疏肝健脾之效。

11. 第十式——卧虎扑食式

（1）动作拆解

1）右脚内扣，左脚回收成丁步，两手握固于腰间。

2）左脚迈步成左弓步；两拳向上提后变虎爪前扑，脊柱由腰至颈部，呈波浪状向前发力，带动手臂，完成虎爪前扑动作，两爪随势下按，后腿屈膝，前脚跟稍抬起，随后塌腰、挺胸、抬头、瞪目。

3）起身，左脚内扣，双手握固收于腰间。

（2）动作要领：脊柱蠕动与两爪下按前扑协调一致，塌腰挺胸、抬头瞪目时，腰背部呈反弓形。

（3）功法作用

1）此势通过虎扑之势，身体的后仰，胸腹的伸展，让任脉得以舒展和调养，进而调和手足三阴经之经气。

2）此势既有弓腰背，又有伸胸腹的动作，因而对于五脏六腑都具有较好的按摩作用，具有从整体上调整脏腑功能的特点，特别是对腰部锻炼强度较大，具有强健腰肾之功效。

3）此势的扑食动作要求塌腰、挺胸、抬头、瞪目以体现虎之神威，以激发肝气疏泄，条畅全身气机，稳定情绪。

12. 第十一式——打躬式

（1）动作拆解

1）接上势，起身，两臂外展至侧平举，屈肘掩耳，示指弹拨中指，击打枕部，做鸣天鼓七次。

2）躯干前俯，由头经颈椎、胸椎、腰椎、骶椎由上向下逐节缓缓牵引前屈，目视脚尖。

3）起身由骶椎、腰椎、胸椎、颈椎、头由下向上逐节缓缓牵引直立，十指抚按枕部，指尖相对。

（2）动作要领

1）躯干前屈的顺序从头、颈、胸、腰、骶由上而下依次缓缓前屈，起身时则部位由下而上，缓缓起身。

2）第一遍身体前屈小于90°；第二遍前屈约90°；第三遍前屈大于90°，逐渐加深前屈力度。

（3）功法作用

1）此势对于脊柱具有很好的锻炼作用。中医认为，脊柱是督脉的主要循行路线，督脉总督一身阳经之气，称为“阳脉之海”，脊柱督脉通达，可使全身经气发动，阳气充足，精力充沛，从而达到强身健体的良好功效。

2）此势的俯身运动，对于腹部具有良好的挤压按摩作用，可增强脾胃功能，防治消化系统疾病。

3）此势强化了腰部的锻炼，起到强壮腰肌、固肾强精的作用。

4）鸣天鼓的动作对脑后颈部穴位进行刺激，具有醒脑、聪耳、消除大脑疲劳的功效。

13. 第十二式——掉尾式

（1）动作拆解

1）两臂前伸，屈臂、插掌，内旋、前推。

2）俯身、两掌下按，仰头，目视前方。

3）头向左后转，臀向左前扭。

4）摆正，头向右后转，臀向右前扭，如是反复三遍。

（2）动作要领：翻掌下按时塌腰、抬头；转头扭臀时，头与臀部做相向运动，目视尾闾，配合吸气、闭气几秒，摆正时配合呼气。

（3）功法作用

1）此势着重于腰部命门及尾闾的锻炼，使通过前面各势运动展开的全身气机收归丹田。

2）通过抬头、掉尾的左右摆动，调整任督二脉，从而起到培本固元的作用。

14. 收势

（1）动作拆解

1）缓缓起身，两臂上举，配合吸气，缓缓下按腹前，配合呼气。

2）并步收势，意守片刻。

（2）动作要领：收势动作要舒缓，双手捧气导引下行至腹部后，以意念继续引导下行至足底，通过上肢的上抱下引动作，使气回归于小腹丹田内。

（3）功法作用：使气归丹田，全身松静，气定神宁，结束练功。

第五节　健身气功·五禽戏的演练教学

视频：健身气功·五禽戏

案例导入

【案例】

在某医院康复科，若干名住院患者经评估适合练习五禽戏，经与患者沟通，同意参与健身气功·五禽戏的团体学习。康复治疗师小唐今天要带领这些患者进行健身气功·五禽戏的学习和锻炼。

【问题】

1. 如何让患者认识到练习健身气功·五禽戏的意义？
2. 如何通过团体带练给患者传授准确的健身气功·五禽戏练习方法？

健身气功·五禽戏，简称五禽戏，是我国东汉医学家华佗在导引术的基础上，在中医脏腑、经络和气血等理论的指导下，通过总结前人的理论和自身实践经验，模仿虎、鹿、熊、猿、鸟五种动物的代表性动作及其形态，整理总结而成的一种健身疗法。五禽戏中，“禽”指鸟兽，泛指动物；“戏”在古代是指歌舞杂技之类的活动，在此指特殊的运动方式。五禽戏是一种健身益寿、防病治病的妙法，能使心情愉悦，气血通畅，能治疗许多与精神因素相关的疾病及慢性病，同时能增强人体的抵抗力，防病治病，延年益寿。根据中医的脏腑学说，五禽分属五行，与五脏一一相应。虎戏应肝，能疏肝理气，舒筋活络；鹿戏应肾，能益气补肾，壮腰健胃；熊戏应脾，能调理脾胃，充实两肢；猿戏应心，能养心补脑，开窍益智；鸟戏应肺，能补肺宽胸，调畅气机。

一、健身气功·五禽戏基本知识

1. 基本手型

（1）虎爪：五指张开，虎口撑圆，第一、二指关节弯曲内扣（图2-1）。

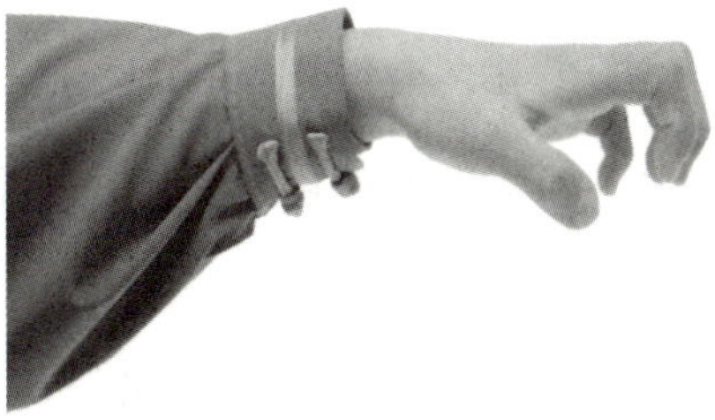

图2-1　虎爪

（2）鹿角：拇指伸直外张，示指、小指伸直，中指、环指弯曲内扣，见图2-2。

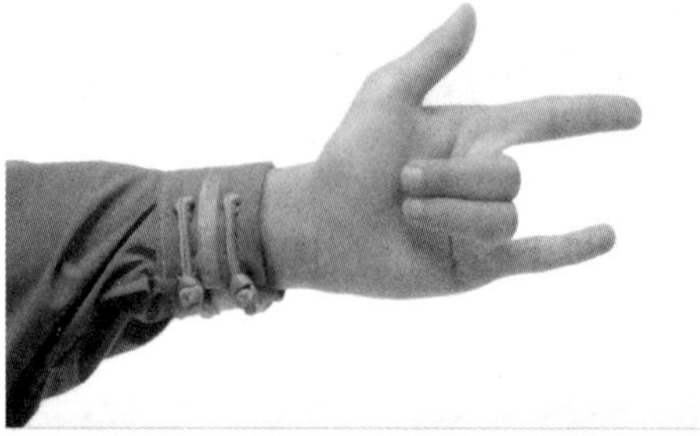

图2-2 鹿角

（3）熊掌：拇指压在示指指端上，其余四指并拢弯曲，虎口撑圆，见图2-3。

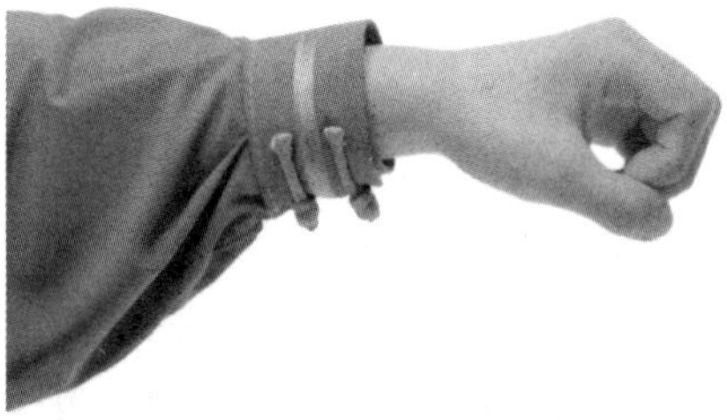

图2-3 熊掌

（4）猿钩：五指指腹捏拢，屈腕，见图2-4。

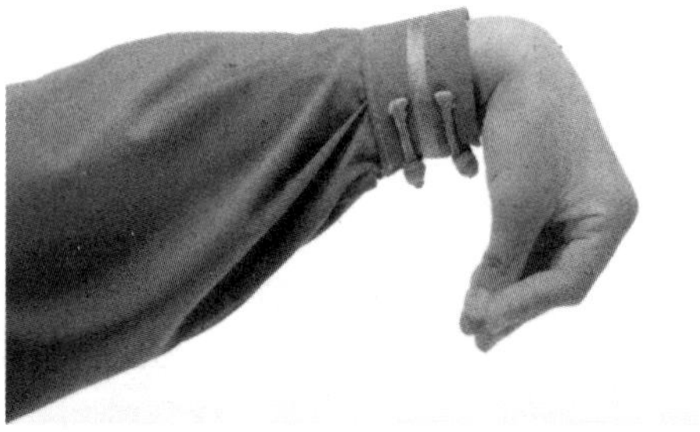

图2-4 猿钩

（5）鸟翅：五指伸直，拇指、示指、小指向上翘起，环指、中指并拢向下，见图2-5。

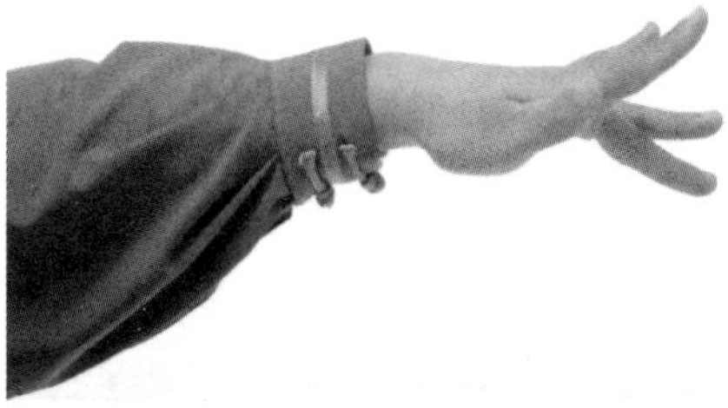

图2-5 鸟翅

二、健身气功·五禽戏功法实操

1. 虎戏 要体现虎的特点，虎的威猛生于爪，虎爪伸缩有力、刚柔相济，所以虎戏的动作要有动如雷霆无阻挡、静如泰山不可摇的气势，虎戏又分为虎举、虎扑两式。

（1）虎举

1）动作拆解：两脚开立，两臂自然下垂，目视前方，舌抵上腭。呼吸均匀，意守丹田。左脚向左平开一步，与肩同宽，两膝微屈，松静站立。肘微屈，两臂与肩同宽，两掌在体前向前、向上平托至与胸同高，掌心向上。两肘下垂外展，两掌向内翻转，并缓慢下按于腹前；然后两手自然垂于体侧；目视前方。重复一至四动作三遍后，两手自然垂于体侧；目视前方。

2）动作要点：掌上举时，拉长腰身，伸展胸腔；手臂上举时，眼随手动，头部不要过分后仰；两手侧推时，虎口撑圆；插步与腰部同时运动，保持重心的稳定。

3）功法作用：虎爪可以增强手指和手腕的屈肌力量，改善上肢远端关节的血液循环；下肢与躯干的伸展可以拉伸脊柱，锻炼腰部力量，提高灵活协调性；两手的上举和后拉，拉伸胸腔；一升一降，起到调理三焦的作用。

（2）虎扑

1）动作拆解：接上式。两手握空拳，沿身体两侧上提至肩前上方。两手向上、向前划弧，十指弯曲成虎爪，掌心向下；同时上体前俯，抬头、挺胸、塌腰；目视前方。两腿屈膝下蹲，收腹含胸；同时，两手向下划弧至两膝侧，掌心向下；目视前下方。随后，两腿伸膝，送髋，挺腹，后仰；同时，两掌握空拳，沿体侧向上提至胸侧；目视前上方。左腿屈膝提起，两手上举。左脚向前迈出一步，脚跟着地，右腿屈膝下蹲，成左虚步；同时上体前倾，两拳变虎爪向前、向下扑至膝前两侧，掌心向下；目视前下方。随后上体抬起，左脚收回，开步站立；两手自然下落于体侧；目视前方。

同动作一至四，唯左右相反。重复一至八动作一遍后，两掌向身体侧前方举起，与胸同高，掌心向上；目视前方。两臂屈肘，两掌内合下按，自然垂于体侧；目视前方。

2）动作要点：上体前俯时两膝不能弯曲，两手尽量向前伸，同时臀部后引，挺胸塌腰，充分伸展脊柱；震脚落步与两掌前推同步完成，刚劲有力，体现虎之威猛。

3）功法作用：虎扑动作形成了脊柱的前后伸展折叠运动，能增强腰部肌肉力量，对常见的腰部疾病，如腰肌劳损、习惯性腰扭伤等症有防治作用。同时，脊柱的前后伸展折叠，牵动任、督二脉，起到调理阴阳、流通经络、活跃气血的作用。

2. 鹿戏 鹿在中国文化中一直是美丽和吉祥的象征。习练鹿戏时，动作要轻盈舒展；神态要放松自然，意想自己置身于群鹿之中，在山坡、草原上自由、欢乐地活动，鹿戏又分为鹿抵、鹿奔两式。

（1）鹿抵

1）动作拆解：两腿微屈，身体重心移至右腿，左脚经右脚内侧向左前方迈步，脚跟着地；同时，身体稍右转；两掌握空拳，向右侧摆起，拳心向下，高与肩平；目随手动，视右拳。身体重心前移，左腿屈膝，脚尖外展踏实；右腿伸直蹬实；同时，身体左转，两掌成鹿角，向上、向左、向后画弧，掌心向外，指尖朝后，左臂弯曲外展平伸，肘抵靠左腰侧；右臂举至头前，向左后方伸抵，掌心向外，指尖朝后；目视右脚跟。随后，身体右转，左脚收回，开步站立；同时两手向上、向右、向下画弧，两掌握空拳下落于体前；目视前下方。

2）动作要点：腰部向侧面弯曲旋转，侧屈的一侧腰部要用力压紧，而另一侧的腰部要借助手臂，向上托举和向后伸展，获得充分的牵拉。后脚跟要用力实在地抓住地面，使下肢的位置得到固定，逐渐加大腰部和腹部拧身旋转的幅度，使尾闾运转起来。同时，动作还要与呼吸配合好，双掌向上方画弧，摆动时吸进气体，向后方伸展时呼出气体。

3）功法作用：首先，腰部的运动使整个脊椎得到了充分的旋转锻炼。同时，也锻炼了腰部肌肉的力量。中医认为腰为肾之府，肾位于腰部，当腰部进行运动时，尾闾运转，这样使腰和肾都得到了相当程度的锻炼，可以起到强腰益肾、强筋骨的作用。

（2）鹿奔

1）动作拆解：左脚向前方跨步，屈膝，右腿伸直，成左弓步。同时两手握空拳经身体两侧提起，向前上方画弧，屈腕，使双拳的高度与肩膀一致，与肩同宽，目视前方。重心后移，左膝伸直，全脚掌触地，屈右腿，低头，弓背，收腹。同时，双臂内旋成鹿角，掌背相对。重心前移，抬头，右腿伸直，左腿弯曲成左弓步。同时，双肩下沉，双臂外旋，双掌由鹿角变成拳，拳的高度要与肩持平。将左脚收回，与右脚保持开步站立的姿势；两手轻轻下落置于身体的两侧，目视前方。右式动作与左式相同。

2）动作要点：上体前俯时重心后坐，两臂前伸呈水平，含胸拔背、收腹敛臀，使腰部、背部得到充分的伸展。

3）功法作用：腰部的反弓，使脊椎充分拉伸，增强腰部肌肉力量，起到强腰补肾、强筋健骨的作用。

3. 熊戏　熊具有力大沉稳的动作特点，在沉稳之中要显示出熊的灵敏和朴实的特性。熊戏要表现出沉稳憨厚、沉静自然的神态，熊戏又分为熊运、熊晃两式。

（1）熊运

1）动作拆解：双脚开立（与肩同宽），双膝微屈，双手握空拳（拇指轻压食指）置于腹部（拳眼相对）。腰腹带动双拳，以肚脐为中心做右下→上→左→下方向画立圆。右式动作与左式动作相同，方向相反（左下→上→右→下）。

2）动作要点：身体立圆摇晃，用躯干的重量来挤压、按摩脏腑。在练习的时候，注意两手围绕右肋部、上腹部、左肋部和下腹部四个点，进行顺、逆时针摇晃。同时，躯干沿身体的冠状面进行顺、逆时针立圆摇晃，摇转幅度要大，感觉内脏受到挤压和牵拉，胸部始终朝向正前方，不要向后转腰。

3）功法作用：通过腰腹挤压、摇晃，意在两胁，调理肝脾，按摩消化器官，有助于腹部两侧脂肪运化，增强消化功能，瘦身健美。

（2）熊晃

1）动作拆解：接上式。身体重心右移；左髋上提，牵动左脚离地，再微屈左膝；两掌握空拳成熊掌；目视左前方。身体重心前移；左脚向左前方落地，全脚掌踏实，脚尖朝前，右腿伸直；身体右转，左臂内旋前靠，左拳摆至左膝前上方，拳心朝左；右掌摆至体后，拳心朝后；目视左前方。身体左转，重心后坐；右腿屈膝，左腿伸直；拧腰晃肩，带动两臂前后弧形摆动；右拳摆至左膝前上方，拳心朝右；左拳摆至体后，拳心朝后；目视左前方。身体右转，重心前移；左腿屈膝，右腿伸直；同时，左臂内旋前靠，左拳摆至左膝前上方，拳心朝左；右掌摆至体后，拳心朝后；目视左前方。动作五至八同动作一至四，唯左右相反。重复一至八动作一遍后，左脚上步，开步站立；同时，两手自然垂于体侧。两掌向身体侧前方举起，与胸同高，掌心向上；目视前方。屈肘，两掌内合下按，自然垂于体侧；目视前方。

2）动作要点：用身体自然下压，膝关节、髁关节放松，全脚掌着地，使震动传到髋部。重心转移时，腰部两侧交替压紧放松。熊戏结束，两手侧前上提，内合下按，做一次调息。

3）功法作用：身体左右晃动，意在两胁，调理肝脾。提髋行走，加上落步的微震，可增强髋关节周围肌肉的力量，提高平衡能力，有助于防治老年人下肢无力、髋关节损伤、膝痛等症。

4. 猿戏　猿生性好动，机智灵敏，善于纵跳，动作灵活。练习猿戏时，要体现出猿猴的轻灵矫健、迅敏机警，猿戏又分为猿提、猿摘两式。

（1）猿提

1）动作拆解：两掌在体前，手指伸直分开，再屈腕撮拢捏紧成猿钩。两掌上提至胸，两肩上耸，收腹提肛；同时，脚跟提起，头向左转；目随头动，视身体左侧。头转正，两肩下沉，松腹落肛，脚跟着地；猿钩变掌，掌心向下；目视前方。两掌沿体前下按落于体侧；目视前方。同动作一至四，唯头向右转。重复一至八动作一遍。

2）动作要点：左右跳步要轻灵，上下肢配合要协调；转头快速，体现猿猴机灵敏捷的特点。

3）功法作用：习练猿戏时，猿钩的快速变化，意在增强神经－肌肉反应的灵敏性。两掌上提下按，扩大胸腔体积，可增强呼吸，按摩心脏，改善脑部供血。

（2）猿摘

1）动作拆解：接上式。左脚向左后方退步，脚尖点地，右腿屈膝，重心落于右腿；同时，左臂屈肘，左掌成猿钩收至左腰侧；右掌向右前方自然摆起，掌心向下。身体重心后移；左脚踏实，屈膝下蹲，右脚收至左脚内侧，脚尖点地，成右丁步；同时，右掌向下经腹前向左上方画弧至头左侧，掌心对太阳穴；目先随右掌动，再转头注视右前上方。右掌内旋，掌心向下，沿体侧下按至左髋侧；目视右掌。右脚向右前方迈出一大步，左腿蹬伸，身体重心前移；右腿伸直，左脚脚尖点地；同时，右掌经体前向右上方画弧，举至右上侧变猿钩，稍高于肩；左掌向前、向上伸举，屈腕撮钩，成采摘势；目视左掌。身体重心后移；左掌由猿钩变为握固；右手变掌，自然回落于体前，虎口朝前。随后，左腿屈膝下蹲，右脚收至左脚内侧，脚尖点地，成右丁步；同时，左臂屈肘收至左耳旁，掌指分开，掌心向上，成托桃状；右掌经体前向左画弧至左肘下捧托；目视左掌。同动作一至四，唯左右相反。重复一至八动作一遍后，左脚向左横开一步，两腿直立；同时，两手自然垂于体侧。两掌向身体侧前方举起，与胸同高，掌心向上；目视前方。屈肘，两掌内合下按，自然垂于体侧；目视前方。

2）动作要点：要注意上下肢动作的协调，做摘桃动作时，一侧下肢迈出一大步的同时，同侧手掌经体前向右上方画弧，举至同侧上方再变猿钩，稍高于肩；另一侧手掌向前、向上伸举，屈腕撮钩，成采摘势；猿戏结束，两手侧前上提，内合下按，做一次调息。

3）功法作用：这套动作中，眼神的左顾右盼，有利于颈部运动，促进脑部的血液循环，同时可减轻大脑神经系统的紧张度，改善神经系统的功能，提高机体反应能力及敏捷性，对紧张、忧郁等有防治作用。

5. 鸟戏　取形于鹤，鹤是长寿和高贵的象征。练习时，要表现出仙鹤昂然挺拔、悠然自得的神韵；仿效鹤翅之翔，起落开合，高雅大方。鸟戏又分为鸟伸、鸟飞两式。

（1）鸟伸

1）动作拆解：两腿微屈下蹲，两掌在腹前相叠。两掌向上举至头前上方，掌心向下，指尖向前；身体微前倾，提肩，缩项，挺胸，塌腰；目视前下方。两腿微屈下蹲；同时，两掌相叠下按至腹前；目视两掌。身体重心右移；右腿蹬直，左腿伸直向后抬起；同时，两掌左右分开，掌成鸟翅，向体侧后方摆起，掌心向上；抬头，伸颈，挺胸，塌腰；目视前方。动作五至八，同动作一至四，唯左右相反。重复一至八动作一遍后，左脚下落，两脚开步站立，两手自然垂于体侧；目视前方。

2）动作要点：两臂侧举，动作舒展，幅度要大，尽量展开胸部两侧；两臂的下落内合，含胸收腹，尽量挤压胸部两侧。

3）功法作用：这套动作可加强肺的吐故纳新功能，增加肺活量。

（2）鸟飞

1）动作拆解：接上式。两腿微屈；两掌成鸟翅合于腹前，掌心相对；目视前下方。右腿伸直独立，左腿屈膝提起，小腿自然下垂，脚尖朝下；同时，两掌成展翅状，在体侧平举向上，稍高于肩，掌心向下；目视前方。左脚下落在右脚旁，脚尖着地，两腿微屈；同时，两掌合于腹前，掌心相对；目视前下方。右腿伸直独立，左腿屈膝提起，小腿自然下垂，脚尖朝下；同时，两掌经体侧，向上举至头顶上方，掌背相对，指尖向上；目视前方。左脚下落在右脚旁，全脚掌着地，两腿微屈；同时，两掌合于腹前，掌心相对；目视前下方。动作五至八，同动作一至四，唯左右相反。重复一至八动作一遍后，两掌向身体侧前方举起，与胸同高，掌心向上；目视前方。屈肘，两掌内合下按，自然垂于体侧；目视前方。

2）动作要点：两臂侧举，动作舒展，幅度要大，尽量伸展肋部两侧；两臂下落内合，尽量挤压胸部两侧；手脚变化配合协调，同起同落。

3）功法作用：两臂的上下运动可改变胸腔容积，配合呼吸运动可起到“按摩”心肺作用，增强血氧交换能力；提膝独立，可增强人体的平衡感。

第六节　陈氏太极拳套路五十六式的演练教学

视频：陈氏太极拳五十六式

案例导入

【案例】

在某医院康复科，若干名住院患者，经评估适合参与陈氏太极拳套路五十六式的康复训练，经沟通同意参与陈氏太极拳套路五十六式的团体学习和运动治疗。康复治疗师小唐今天要带领这些患者进行团体陈氏太极拳套路五十六式的学习。

【问题】

1. 如何让患者认识到练习陈氏太极拳套路五十六式的意义？
2. 如何通过团体带练给患者传授准确的陈氏太极拳套路五十六式练习方法？

陈氏太极拳起源于河南省温县陈家沟，由陈发科先生在传统陈式太极拳的基础上创编而成。它结合了陈式新架、老架中的特色动作与经典组合，形成了舒展圆活、内容充实、气势奔放的拳路风格，其独特的螺旋缠丝为其精华，动作古朴，技法独到，刚柔相济，编排流畅。此拳观之优美，练之实用，是陈式太极一门中最经典的拳术套路之一。其特点包括缠绕折叠、松活弹抖、刚柔并济、快慢相间、蓄发互变、节奏明显等。陈氏太极拳共分为五组，每组包含多个招式动作。例如，第一组包括起势、右金刚捣碓、揽扎衣、右六封四闭、左单鞭、搬拦捶、护心捶、白鹤亮翅、斜行拗步、提收和前趟等招式。每个招式都有其特定的步伐和手法，如弓步、马步、虚步等，以及前掤、引掤、进左步右双采、左挤右按等手法。在练习时，需要注重内外兼修，以意导气，以气运身。通过精神集中、以意导气、以气运身、意到气到形随的练习，做到一动全动，周身相随，内外相合。同时，要注意练理不练力，即练习太极拳的道理和原理，而非单纯的力量练习。此外，还要遵循循序渐进的原则，从基础开始逐步提高难度和技巧水平。

一、陈氏太极拳基本知识

1. 基本手型

（1）立掌：是一种基础且常见的手型（图2-6、图2-7）。

1）手掌伸直，五指并拢且自然伸直，拇指轻轻内扣，全手掌形成一个平面。

2）指尖自然朝上，掌心内含，劳宫要虚，分为正面立掌和侧面立掌。

3）进行立掌动作时应注意手臂的放松与力量的合理分配，避免过度僵硬或放松。

（2）平推侧掌：见图2-8、图2-9。

1）手掌展开：手掌需要完全展开，手指并拢伸直，整个掌面保持平整。

2）手腕调直：手腕部分要保持自然直线，不可弯曲或拱起，确保力量能够顺畅地从手臂传递到手掌。

3）侧掌位置：侧掌不同于正掌（手掌完全垂直于地面）或完全横向的手掌，而是掌心面向身体的斜前方，略处于45°左右的方向，帮助掌完成推、拉等动作，保持手腕的自然舒适及力量的有效传递。

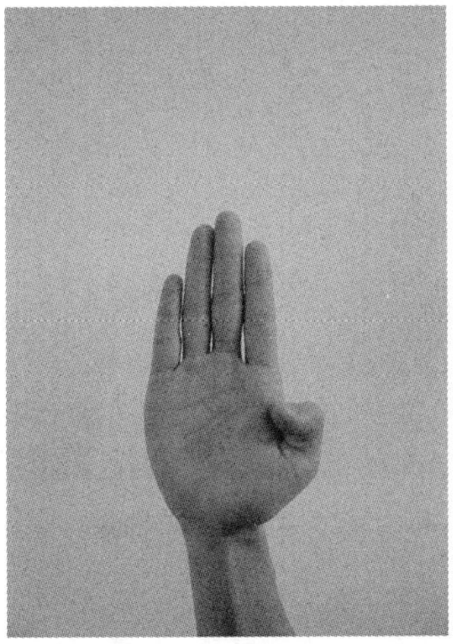

图2-6 立掌正位

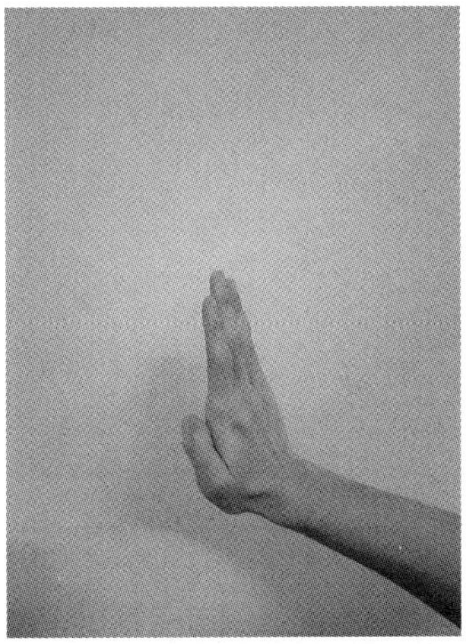

图2-7 立掌侧位

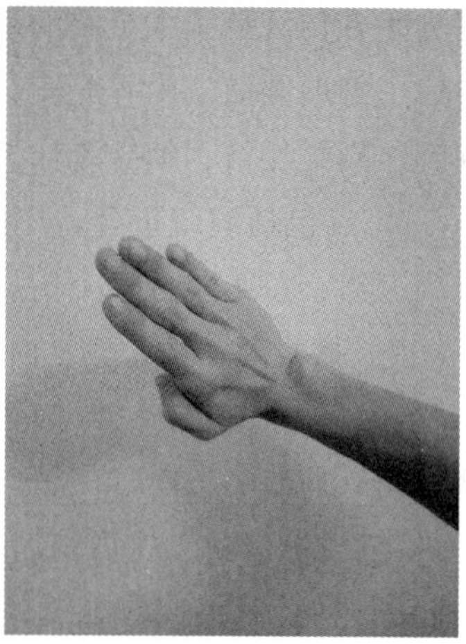

图2-8　平推侧掌背侧

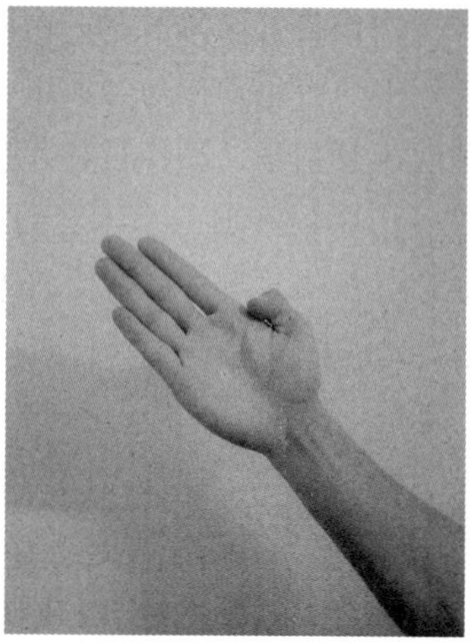

图2-9　平推侧掌掌侧

4）推出动作：平推时手臂由弯曲逐渐伸直，腰部发力，通过肩膀、肘部，最后力达手掌，体现节节贯穿的特点，应注意与身体其他部位的动作协调一致，保证整体动作的流畅性和连贯性。

（3）平仰掌：用于吸纳、承接或向上提拉，倾向于气息上升或内敛，与平俯掌在形态上对立，在实际应用中二者相辅相成，共同构成动作中的阴阳变化，体现阴阳学说中对立统一原则（图2-10、图2-11）。

1）手掌展开：手指自然并拢伸直，整个手掌完全展开。

2）掌心朝上：手腕保持自然状态，掌心完全向上翻起，与地面平行。

3）指尖向前或指定方向：通常情况下，指尖指向身体前方，根据具体动作不同要求，指尖也可指向其他方向。

4）习练中应注意手臂和手腕的放松及手掌力量的均匀分布，增强肩臂部的柔韧性与力量感。

（4）平俯掌：多出现在推手、发放等动作中，倾向于气息下沉或外放，实现力量的传导与释放（图2-12、图2-13）。

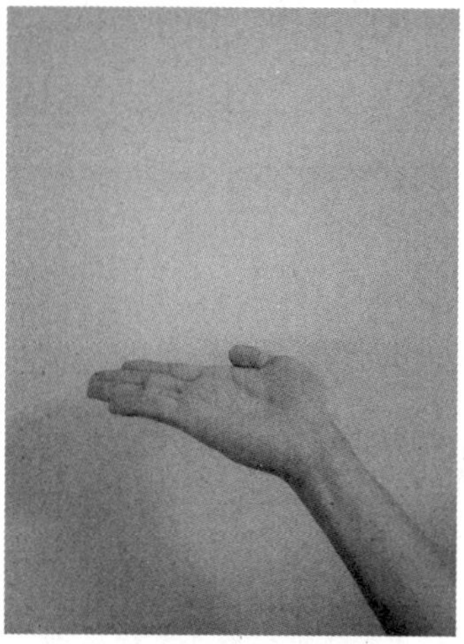

图2-10　右平仰掌

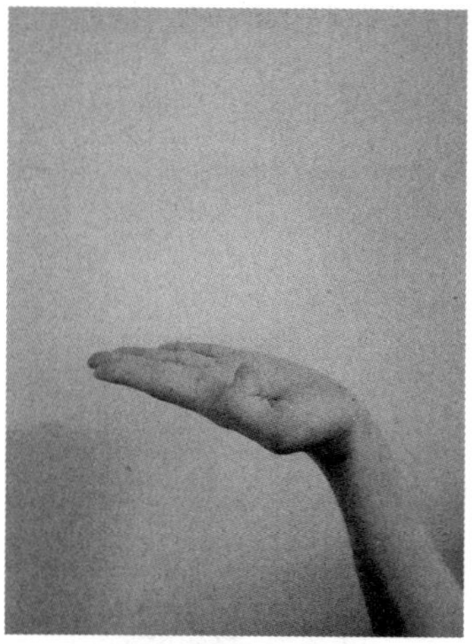

图2-11　左平仰掌

1）手腕：保持自然放松，腕部不可过于僵硬或弯曲。

2）手掌：手掌应尽量展平，手指并拢，但不过分用力紧绷，保持自然舒展状态。

3）指尖：指尖方向通常为正前方或微微向下倾斜，有助于引导气流和力量传导。

4）掌心：掌心微含，不是完全平坦而是略带凹陷，如同轻握一个小球，手掌合劲贯穿，掌心自然朝下。

（5）瓦垄掌：因其手型状若古代屋顶上的瓦片排列，故名称来源于传统建筑中瓦片的排列方式，是一种典型的手型（图2-14、图2-15）。

1）掌心微凹：掌根下沉，劳宫要虚，整个手掌微微向内弯曲，但并非完全握紧，而是保持一定的松柔状态。

2）手指并拢：五指自然伸直，尽量靠近彼此形成一个整体，但不过度用力僵硬。

3）拇指轻贴：拇指与小指有相合之意，拇指轻轻贴合在示指的一侧，既不过分外展也不过分内扣，与其余四指保持协调一致。

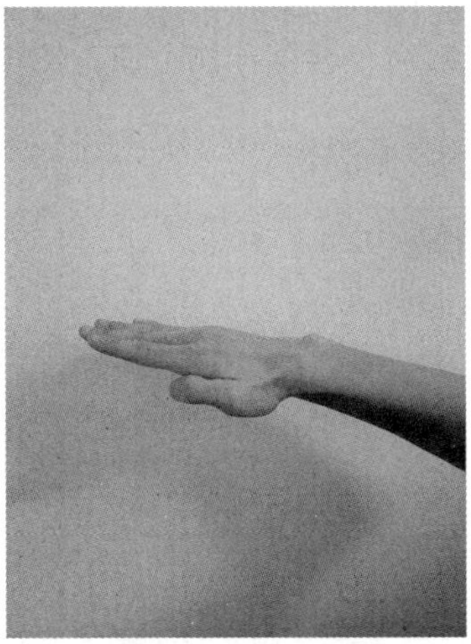

图2-12　右平俯掌

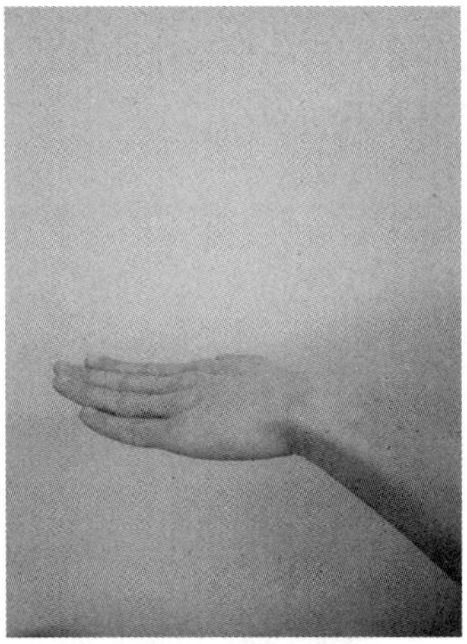

图2-13　左平俯掌

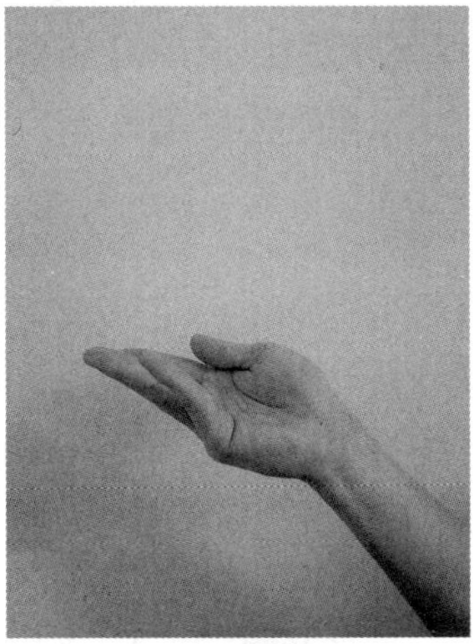

图2-14　右瓦垄掌

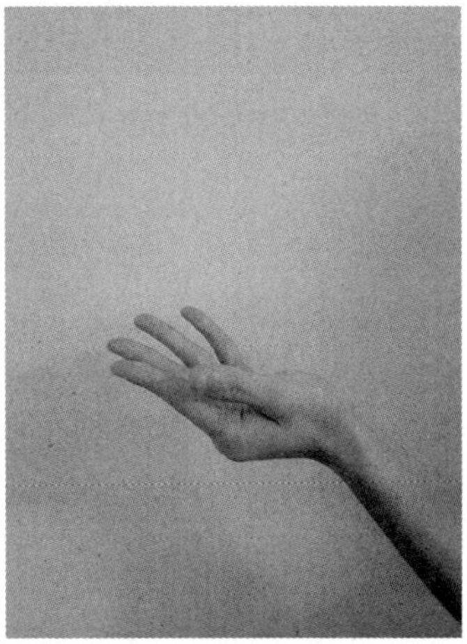

图2-15　左瓦垄掌

4）指尖高度一致：确保所有指尖处于同一水平线上，以增强手型的整体美感和力量传导效率，呈现既柔软又富有弹性的状态。

（6）刁手：是一种特定的手型，主要用于抓拿、扣锁等技巧，有利于力量的转换、灵活性的提升、控制力与敏感度的改善，增强手腕的柔韧性和手指的力量（图2-16、图2-17）。

1）掌心微收：手掌从自然伸展状态开始，逐渐将掌心稍微向内收拢，但不完全握拳。

2）拇指弯曲：拇指轻轻弯曲，并贴合于示指根部或掌心，起稳定整个手型的作用。

3）其余四指弯曲：示指、中指、环指及小指均适度弯曲，尤其是第一、二指节，指腹轻轻并拢撮在一起形成半握的状态，手指之间保持一定的空隙，而非紧紧相贴，以便灵活变化。

4）指尖相对集中：所有指尖都朝向掌心方向，但并不接触，留有一定的空间，整个手型看起来像一个微微开启的贝壳。

（7）勾手：是一种典型且具有特色的手型，多用于多种动作和转换之中，体现了哲学中圆润流畅、阴阳转化的理念，可增强手腕的灵活性和控制力量的能力，提高全身协调性和内在气息运行（图2-18、图2-19）。

1）勾腕：手腕部分形成一个弯曲的勾状，即手腕向小拇指一侧弯曲，使得手背与前臂形成一定的角度，通常这个角度接近90°。

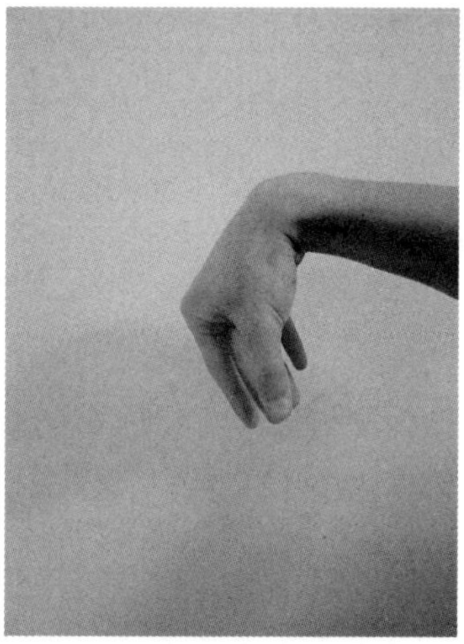

图2-16　右刁手

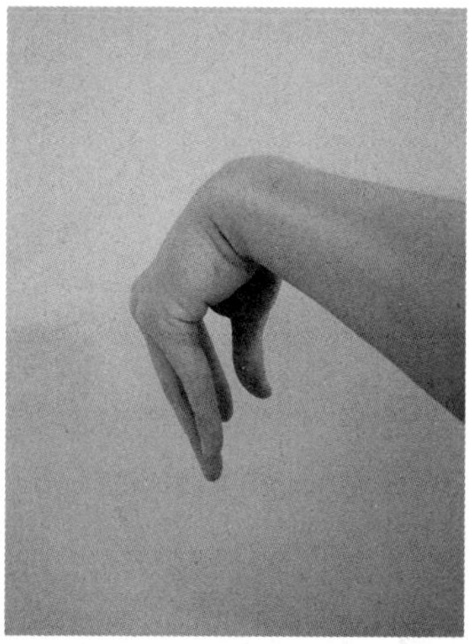

图2-17　左刁手

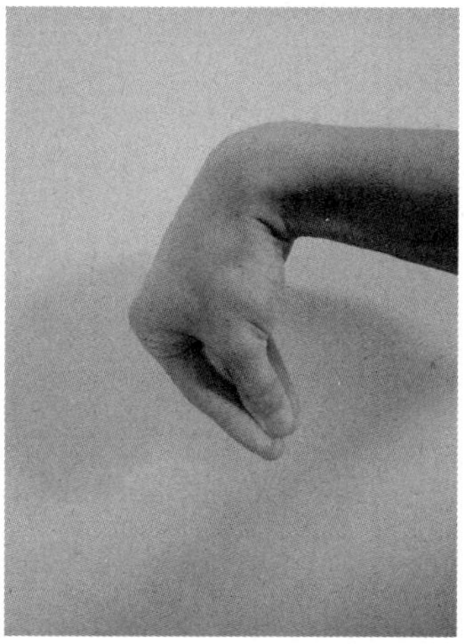

图2-18　勾手正侧

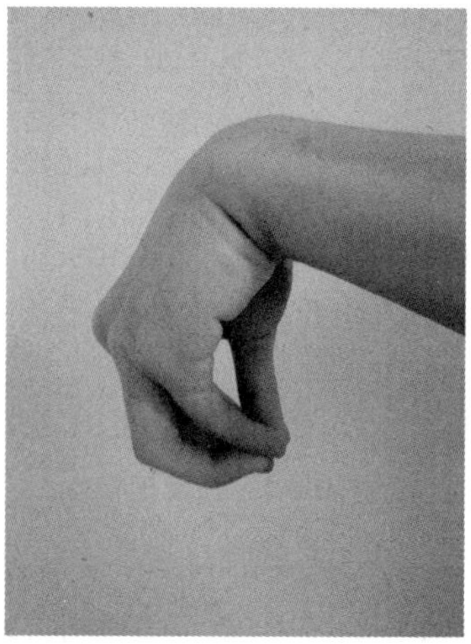

图2-19　勾手背侧

2）指尖朝下：手指自然放松并拢，指尖指向地面或略微向内侧倾斜，整体看起来像是用指尖轻轻触碰另一只手的手腕或手臂。

3）拇指轻贴：拇指轻轻贴合在其余四指的一侧，不紧张也不过分用力，保持一种自然松弛的状态。

4）掌心微含：整个手掌略呈空心状态，手中像握一个小球，不过分紧握也不完全展开。

（8）拳：是基本手法之一，分为立拳、仰拳、俯拳三种，不同拳式的转换和应用，有利于提高身体协调性和内在气息。

1）立拳：五指并拢卷曲，拇指按压在示指与中指第二关节处，自然握紧，拳眼朝上（图2-20、图2-21）。

2）仰拳：五指并拢卷曲，拇指按压在示指与中指第二关节处，自然握紧，拳背朝下（图2-22、图2-23）。

3）俯拳：五指并拢卷曲，拇指按压在示指与中指第二关节处，自然握紧，拳掌朝下（图2-24、图2-25）。

4）腕放松：虽握拳，但手腕需保持适当的柔软度，避免僵硬，便于不同拳法的转换，保证气血畅通，减少受伤的风险。

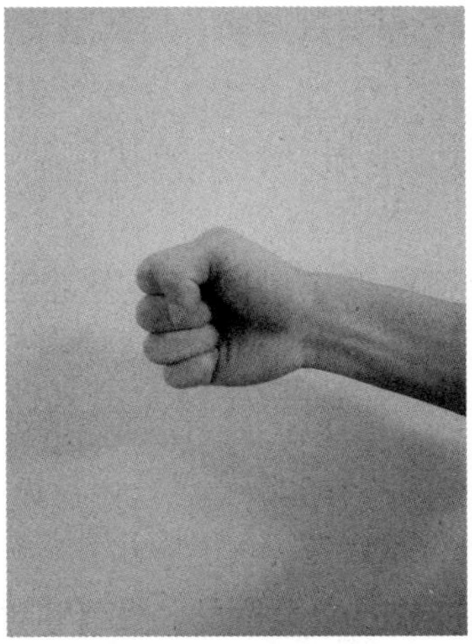

图2-20　立拳正侧

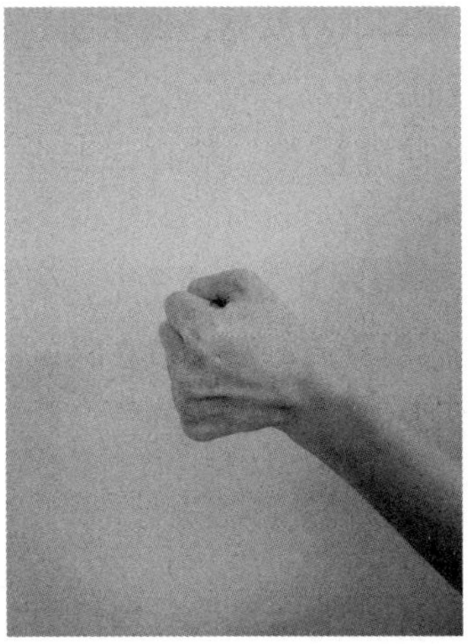

图2-21　立拳背侧

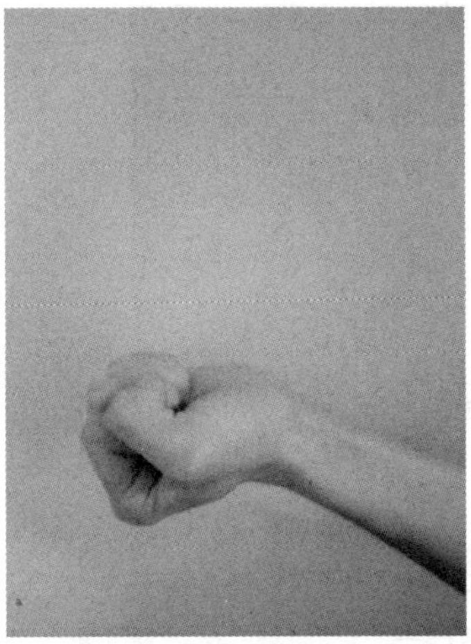

图2-22　左仰拳

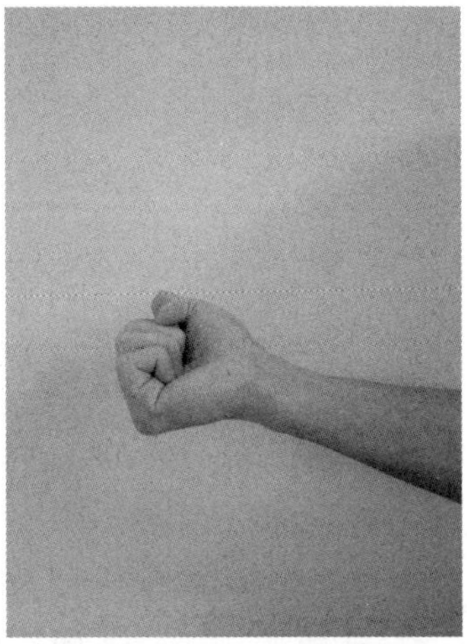

图2-23　右仰拳

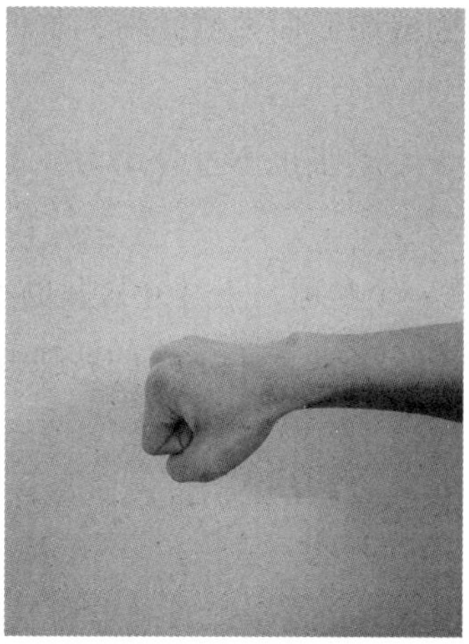

图2-24　右俯拳

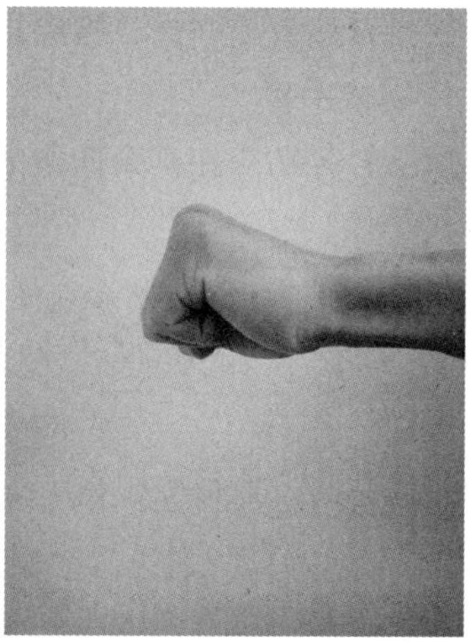

图2-25　左俯拳

2. 基本步型

（1）弓步：是一种非常基础且多次出现的步型，对于力量的传递、增强下肢稳定性、柔韧性有积极作用，主要包括左弓步、右弓步、前弓后箭、后弓前箭类型。

1）左弓步左腿为实，右腿为虚，右弓步相反。

2）前弓后箭，两脚前后站立，前腿屈膝，膝尖不得超过脚尖，后腿微屈，两脚尖斜向前方，重心偏于前腿，后弓前箭相反。

3）弓步均要求屈膝松垮，重心三七分。进行弓步时，脚步的动作常与手臂相协调配合（图2-26、图2-27）。

（2）马步：是一种基础且重要的步型，能有效增强腿部力量和耐力，培养沉稳的心态。

1）双脚分开与肩同宽或略宽：站立时，双脚平行向前，与肩同宽或比肩略宽，具体宽度可根据个人身体条件和练习目的进行适当调整。

2）膝盖弯曲下沉：从站立位置开始缓慢下蹲，至大腿接近水平位置，膝盖弯曲约90°，膝盖不超过脚尖的垂直线，预防膝关节损伤。

3）重心下沉，臀部内收：保持背部挺直，腰部放松并微微后弓，腹部和臀部肌肉收紧，重心降低并集中在两脚之间的中心点上，形成稳固的基础。

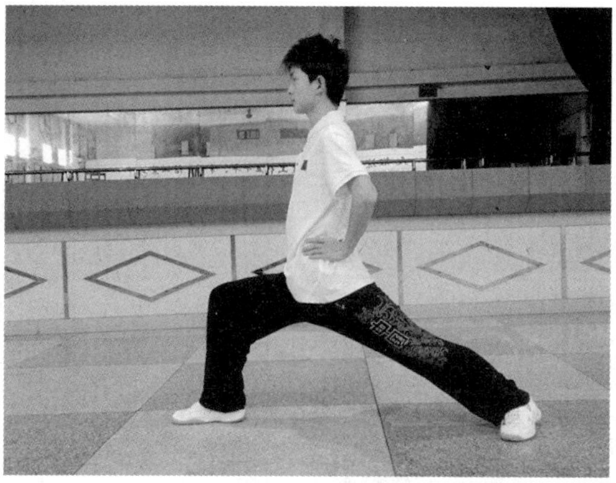

图2-26　右弓步

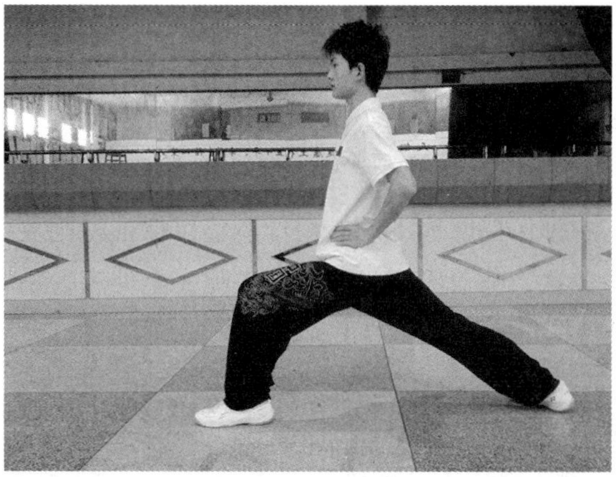

图2-27　左弓步

4）身体正直，头部端正：习练过程中，保持脊柱自然垂直，避免前倾或后仰，头部保持正直，目光平视前方，下巴微收，维持颈部的舒适和放松状态。

5）重心分布：重心偏右为右偏马步，重心偏左为左偏马步（图2-28）。

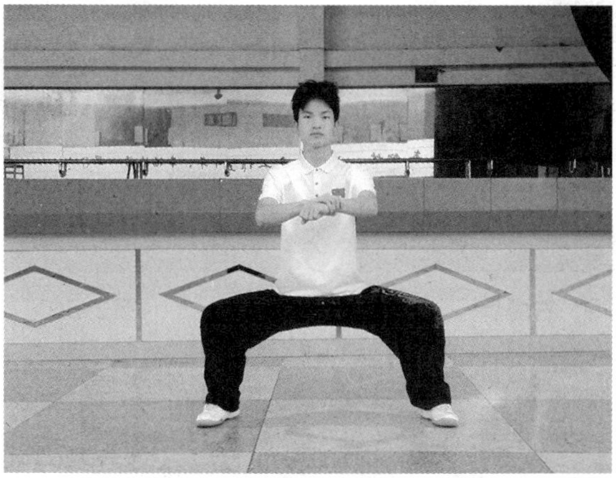

图2-28　马步

（3）虚步：是一种非常基础且重要的步型，体现动静结合、虚实相生的理念，有助于增强身体的平衡感和动作的流畅性，包括左虚步和右虚步。

1）前脚位置：前脚轻点地，通常以脚尖或脚跟着地，前脚主要作用是保持身体平衡，并准备随时移动或转换方向。

2）后脚支撑：身体大部分重量集中在后脚，后脚平放于地面，膝盖微弯曲，形成一个稳定的支撑点，后腿自然弯曲，不可过度伸直或僵硬，确保有足够的弹性应对可能的变化，两脚跟之间的纵向、横向距离均为5cm左右。

3）重心分布：身体的重心主要落在后脚，约七分重量在后脚，三分重量在前脚，此重心分配方式既能保持稳定，又能快速变换姿势。

4）身体姿态：上身需保持正直，脊柱自然垂直，头部端正，目光平视前方，肩膀放松，胸部内含，背部微弓，腹部收紧，维持整体结构的协调与稳定。

5）手臂配合：虚步常伴随特定的手臂动作，如推掌、搂膝等，达到上下协调的效果

（图2-29～图2-31）。

（4）仆步：是一种低姿态的步型，用于增强腿部力量、提高身体灵活性、稳定性和控制能力，培养耐心和专注力，包括左仆步、右仆步（图2-32、图2-33）。

1）左仆步：从站立位置开始，双脚并拢，双手自然垂放于身体两侧，向左侧迈出一大步，左脚尖略微内扣，确保稳定，右脚保持原地不动或稍作调整以保证稳固支撑。将重心移向右侧，右膝大幅度弯曲，大腿接近水平位置，膝盖不超过脚尖。左腿完全伸直，贴紧地面，脚尖朝前或稍微内扣，几乎与地面平行。上身保持正直，头部端正，眼睛平视前方。

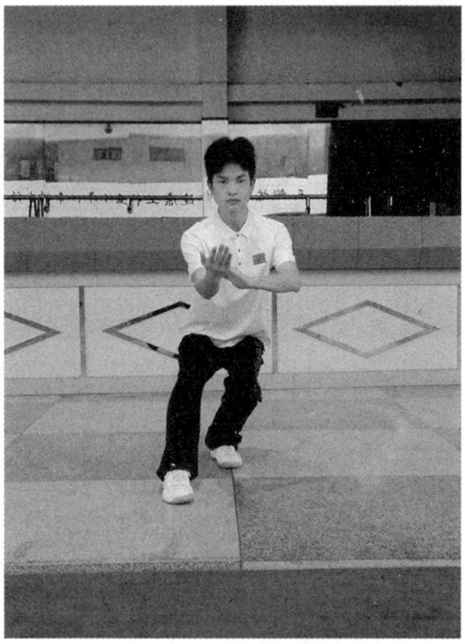

图2-29　右虚步

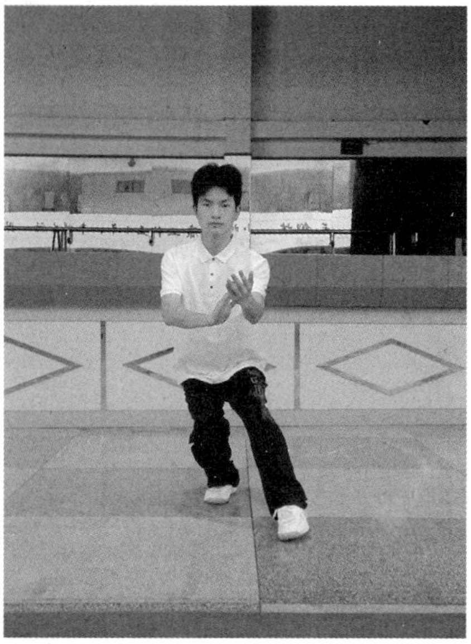

图2-30　左虚步

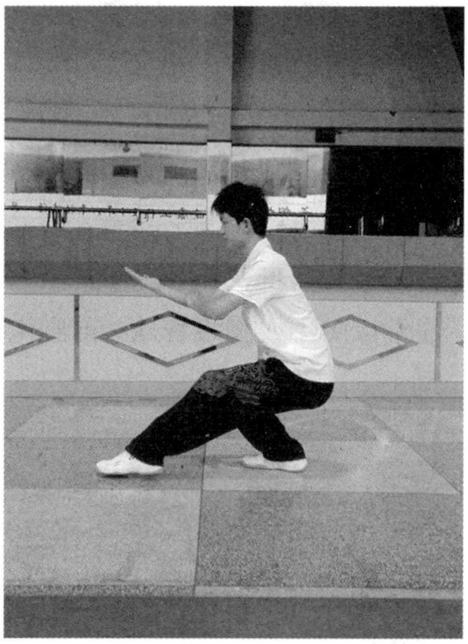

图2-31　侧面虚步

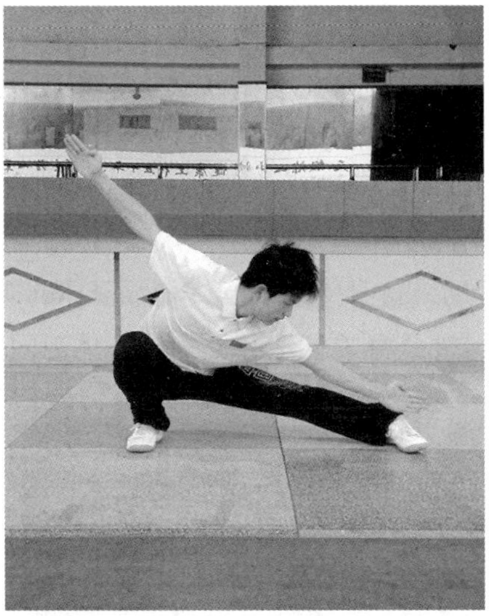

图2-32　右仆步

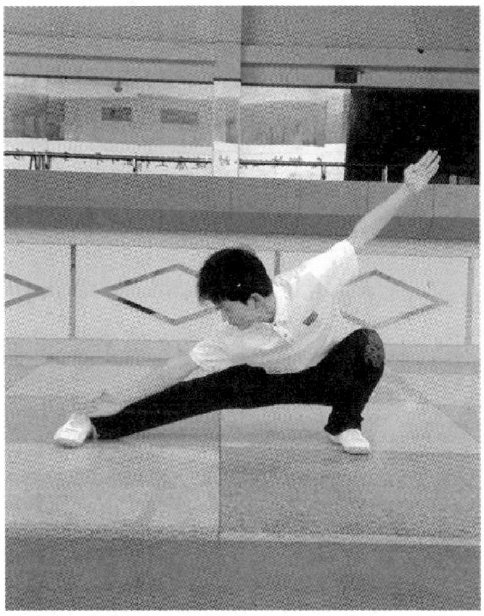

图2-33　左仆步

2）右仆步：同样从站立位置开始，双脚并拢，双手自然垂放于身体两侧。向右侧迈出一大步，右脚尖略微内扣，确保稳定。左脚保持原地不动或稍作调整以保证稳固支撑。将重心移向左侧，左膝大幅度弯曲，大腿接近水平位置，膝盖不超过脚尖。右腿完全伸直，贴紧地面，脚尖朝前或稍微内扣，几乎与地面平行。上身保持正直，头部端正，眼睛平视前方。

（5）独立步：是一种高步法，有利于提升身体平衡与稳定性，增强专注度和内在控力（图2-34、图2-35）。

1）支撑腿站立：选择一条腿作为支撑腿，保持膝盖微弯曲，避免锁死膝关节，支撑腿要有力但不过分紧张，确保在灵活移动的同时提供足够的稳定性。

2）提膝动作：将另一条腿缓慢提起，大腿至少平行于地面，可尝试将大腿抬高至更高位置，以增加难度并提升练习效果，小腿自然下垂，脚尖轻轻朝下或稍微内扣，保持脚部放松。

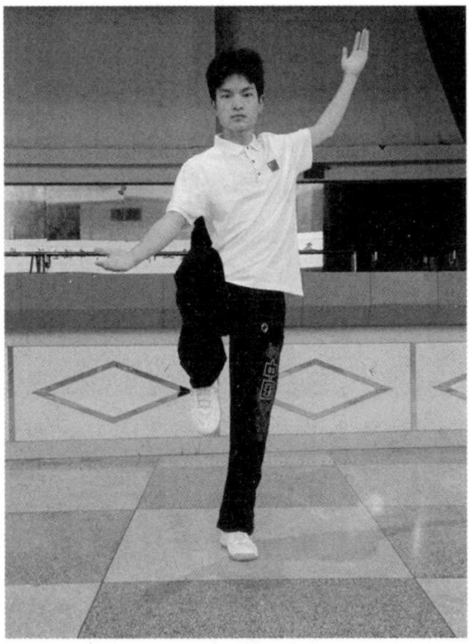

图2-34　右独立步

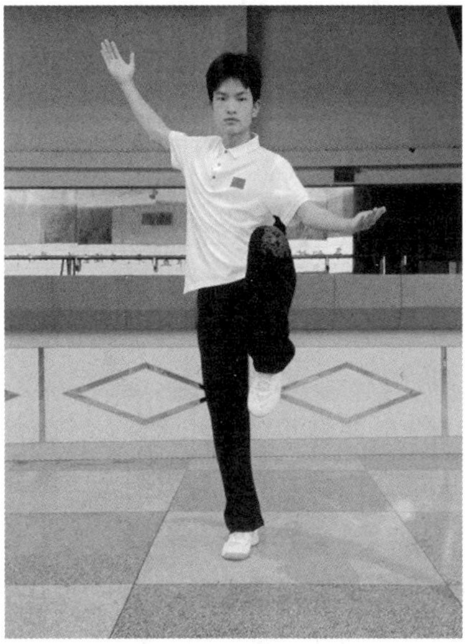

图2-35　左独立步

3）身体姿态：整个过程中，保持上身正直，脊柱自然伸展，避免前倾或后仰，头部应保持端正，目光平视前方，下巴微收，维持颈部舒适且放松的状态。

4）重心集中：重心完全集中在支撑腿上，通过控制呼吸和核心肌群来保持身体的平衡和稳定，收紧腹部，增强整体的控制力。

5）手臂配合：开展独立步过程中，手臂会进行相应的动作来辅助平衡和表达意境。如一手可向上抬起，另一手向下或向侧面展开，形成对拉感，帮助维持身体的平衡，增强身体的协调性。

（6）坐盘步：如同人单腿盘坐在凳子上，有利于增进全身柔韧性和平衡感，体现阴阳转化、动静结合的理念。右腿在前为左盘步，反之为右盘步（图2-36、图2-37）。

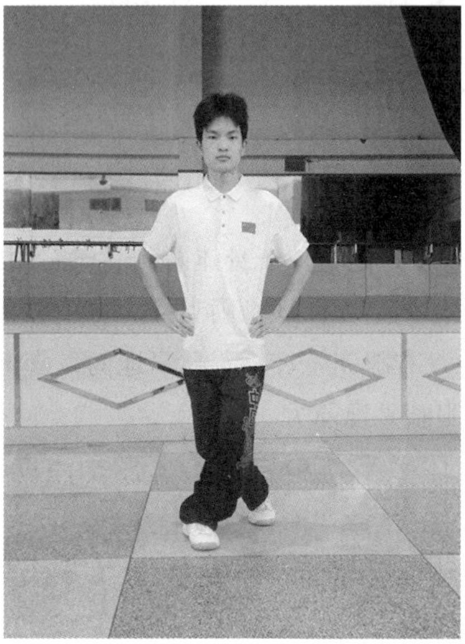

图2-36　右坐盘步

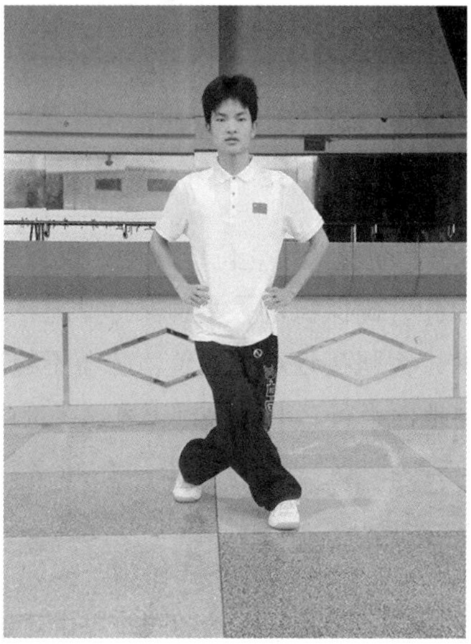

图2-37　左坐盘步

1）一腿在前，另一腿在后与前腿交叉，两腿同时屈膝下坐，大腿与小腿弯度成90°～120°，前腿和后腿支撑中心比例为7∶3。

2）脊柱挺直，头部端正，目光平视前方，下巴微收，肩膀放松下沉，胸部含蓄，腹部微收，维持中正安舒状态。

二、陈氏太极拳五十六式功法实操

1. 起势

（1）动作拆解

1）并脚直立：两脚并拢，身体直立，两臂自然下垂于身体两侧，手心向内，舌抵上腭。

2）开步站立：两脚分开，与肩同宽，两臂自然下垂，身体保持中正，目视前方。

（2）动作要点

1）身体中正：保持身体直立，不前倾或后仰，保持脊柱自然。

2）呼吸自然：在动作过程中，呼吸要平稳，不要刻意憋气或急促呼吸。

3）精神集中：注意力集中在动作上，排除杂念，达到心静神宁的状态。

4）两臂自然下垂：两臂不僵硬，保持自然放松的状态。

（3）功法作用

1）调整呼吸：调整呼吸与心气，使身心进入放松状态，为接下来的动作做准备。

2）集中精神：通过起势，可以集中精神，将注意力转移到太极拳的练习中。

3）身体准备：为身体各部位做准备，特别是下肢的稳定和平衡。

4）气血流通：促进气血的流通，为后续动作的流畅转换奠定基础。

2. 右金刚捣碓

（1）动作拆解

1）转体掤捋：双脚并拢站立，双手自然垂放于身体两侧，全身放松，呼吸平稳。以左脚为轴，右脚向右侧迈出一步，距离为肩宽的一倍到两倍，同时双手缓抬至胸前，掌心向下，身体转向右侧，同时两手进行掤捋动作（左手掤出，右手向后捋带）。

2）转身右捋：继续转身，以右脚为轴，身体继续向右转动约90°，左脚尖内扣约45°，形成稳定的支撑基础。右手向右进行捋的动作，手臂伸直但不僵硬，与左手形成对拉之势。左手保持在胸前位置，掌心朝下，指尖向前。

3）擦脚平推：右脚从当前位置开始，沿着地面轻轻滑动向前推出，动作轻柔连贯，如擦拭地面。随右脚的前移，双手同步向前平推，掌心向下，手指向前，力量均匀分布在整个手掌上。此时，重心逐渐转移到右腿上。

4）虚步撩掌：右脚平稳落地，膝盖微弯曲，保持身体平衡。左脚轻轻提起，脚尖点地，形成虚步姿态，重心主要集中在右腿上。双手由前方向下、向后撩起，掌心向上，手腕灵活转动，动作柔和流畅。左手撩至左侧腰间，右手撩至右侧腰间。

5）举拳提膝：左手握拳，拳心向内，缓缓上举至头顶上方，肘部微屈，拳眼朝上。右腿屈膝提起，膝盖尽量抬高，脚尖自然下垂，与左手形成上下呼应的姿态。此时，重心完全集中在左腿上，保持身体平衡。

6）震脚砸拳：右脚迅速落下，脚跟先着地，然后全脚掌接触地面，发出轻微的震动声，注意控制力度，避免过度用力伤害关节。与此同时，左手从头顶上方快速下落，砸至小腹前，拳心向内，力达拳面。右手保持在右侧腰间位置，掌心向上，准备后续动作。

（2）动作要点

1）转体协调：在转体时，要保持身体的协调性和稳定性。

2）捋劲准确：捋的动作要准确，力道要适中，体现出太极拳的柔中带刚。

3）平推舒展：擦脚平推时，动作要舒展，力由脊发，形于手指。

4）虚步稳健：虚步时，身体重量要适中，保持稳健。

5）震脚有力：震脚时要有力，但同时要控制好力度，避免过于刚猛。

6）砸拳准确：砸拳时，拳要准确砸向左掌，体现出太极拳的刚柔并济，虽名为捣碓，发力时应注重内在力量的传递，而非单纯的肌肉发力。

7）呼吸配合：动作过程中注意呼吸的协调，下捣时呼气，上提时吸气。

（3）功法作用

1）增强协调性：通过转体和捋的动作，可有效增强身体的协调性和灵活性。

2）提高稳定性：擦脚平推和虚步撩掌的动作有助于提升下盘的稳定性。

3）锻炼力量控制：举拳提膝和震脚砸拳的动作可以锻炼力量的控制和发放。

4）强化下肢力量：震脚砸拳的动作能够强化下肢的力量和爆发力。

5）促进气血循环：整个动作的连贯性有助于促进全身的气血循环，增强内脏功能。

3. 揽扎衣

（1）动作拆解

1）左转托掌：双脚并拢站立，双手自然垂放于身体两侧，全身放松，呼吸平稳。以右脚为轴，左脚尖稍内扣，身体向左转动约90°。在转动过程中，保持脊柱挺直，头部端正，目光平视前方。随着身体左转，左手缓缓抬起，手臂伸直，掌心向上，指尖朝前，如托起一个轻物。与此同时，右手从胸前向下按压，掌心向下，手指向前，与左手形成上下对称的动作。

2）分掌划弧：左手继续向上、向外划弧，最终停在身体左侧上方，掌心斜向上，右手则向下、向外划弧，停在身体右侧下方，掌心斜向下。整个动作应连贯流畅，手臂和手腕要放松自然。在划弧的过程中，注意双肩放松，胸部含蓄，腹部微收，保持身体的中正安舒。动作过程中，重心应稳定，避免左右摇晃。

3）擦脚合臂：右脚轻轻沿地面滑动，擦过左脚内侧，直至两脚平行或略宽于肩的位置，准备下一步动作。在右脚移动的同时，双手从两侧向胸前合拢，左手在外，右手在内，掌心相对，指尖朝上。手臂微微弯曲，肘部下沉，形成一个圆润姿态。

4）马步立掌：随双手合拢，逐渐将重心下降，屈膝下蹲成马步。膝盖弯曲约90°，但不超过脚尖的垂直线，保持膝盖与脚尖方向一致，确保关节安全。当身体稳定在马步姿态时，双手分别向左右两侧推出，掌心向外，指尖朝上，手臂伸直但不过分僵硬。力量均匀分布在两腿之间，保持身体平衡。

（2）动作要点

1）身体协调：在动作过程中，身体要协调一致，上下相随。

2）分掌准确：分掌划弧时，两手要准确划出圆形轨迹，保持圆滑连贯。

3）马步稳定：在马步立掌时，要保持马步的稳定性，两脚平行，重心下沉。

4）立掌发力：立掌推出时，要注意发力的顺序，由腰带动肩、肘、手，力达掌根。

5）呼吸配合：动作过程中要注意呼吸的协调，通常在下蹲时呼气，在起身时吸气。特别是在推掌时，呼气有助于增强动作的力量感。

（3）功法作用

1）增强协调性：通过身体的转动和手臂的协调运动，提高身体的协调性。

2）锻炼腰腿力量：马步的练习可以增强腿部力量，提高下盘的稳定性。

3）提高平衡能力：在屈膝下蹲和立掌推出的过程中，需要保持身体的平衡，有助于提高平衡能力。

4）促进气血流通：动作的开合和身体的扭转有助于促进气血流通，增强内脏功能。

4. 右六封四闭

（1）动作拆解

1）转体旋腕：双脚并拢站立，双手自然垂放于身体两侧，全身放松，呼吸平稳。以左脚为轴，右脚尖稍内扣，身体向右转动约45°。转动过程中保持脊柱挺直，头部端正，目光平视前方。随身体的转动，双手从身体两侧抬起至胸前高度，掌心向下。以腕关节为轴，由内向外旋转双手，使掌心逐渐转向斜上方，手指指向两侧，形成一个圆润的动作。

2）下捋掤举：双手从胸前位置开始，沿着身体中线缓慢向下捋带，掌心相对，手指向前。动作要轻柔流畅，如同在引导某种力量。当双手捋至腹部高度时，继续向上抬升，直至头顶上方，掌心朝上，手指朝前。手臂伸直但不过分僵硬，肘部微微弯曲，保持动作的连贯性和柔和感。

3）掤刁上托：右手从头顶上方缓缓向前推出，掌心朝外，指尖向上，手臂伸直，力量均匀分布在整个手掌上。与此同时，左手从头顶上方向左侧刁出，手腕灵活转动，掌心向上，手指朝前，停在胸部高度，如同托住一个物体。双手配合协调，形成一个对称且有力的姿态。

4）虚步双按：双手从当前姿态（右手前推，左手托住）开始，同时向前方按出，掌心向前，手指向上。动作要连贯流畅，力量均匀分布在双手上。双手按出的同时，身体重心逐渐向后移动，左脚尖点地，膝盖轻轻弯曲，形成虚步姿态。右腿为主要支撑腿，膝盖微微弯曲，保持身体平衡和稳定。

（2）动作要点

1）转体协调：转体时保持身体的协调性，避免僵硬。

2）旋腕灵活：旋腕动作要灵活，以腕关节为轴，动作流畅。

3）下捋、掤举连贯：下捋和掤举动作连贯，形成一个完整的动作流程。

4）掤刁、上托准确：掤刁和上托的动作要准确，体现出太极拳攻防的内涵。

5）虚步稳定：在虚步双按时，保持虚步的稳定性，身体重心要下沉。

6）呼吸配合：动作过程中注意呼吸的协调，常在按掌时呼气，在提臂时吸气。特别是在重心后移时，呼气有助于增强动作的力量感。

（3）功法作用

1）提高协调性：经转体和旋腕的协调动作，提高身体的协调性和灵活性。

2）增强腕力：旋腕动作有助于增强手腕的力量和灵活性。

3）锻炼平衡能力：虚步双按的动作有助于锻炼下肢的平衡能力和稳定性。

4）提升攻防意识：掤刁上托的动作包含了太极拳的攻防技巧，有助于提升练习者的攻防意识和技巧。

5. 左单鞭

（1）动作拆解

1）转体推收：双脚并拢站立，双手自然垂放于身体两侧，全身放松，呼吸平稳。身体微向左转：以右脚为轴，左脚尖稍内扣，身体向左转动约45°。转动过程中保持脊柱挺直，头部端正，目光平视前方。随身体左转，左手从身体右侧缓缓抬起并向左前方推出，掌心朝外，手指向上，手臂伸直但不过分僵硬，肘部微微弯曲。与此同时，右手从胸前位置收回至右腰侧，掌心朝上，手指向前，贴紧腰部，形成一个对称且有力的姿态。

2）转身提勾：继续以右脚为轴，身体进一步向左转动约90°，使身体面向左侧。右手从右腰侧开始，手腕内旋变成勾手，然后向上提起，停在头顶上方或略高于肩的位置，勾手心朝内，手指指向斜上方。与此同时，左手从左前方收回至左腰侧，掌心朝上，手指向前，贴紧腰部，与右手形成对称姿态。

3）屈膝擦脚：右腿微微屈膝，重心稍微下沉，保持身体稳定。左脚擦右脚内侧向前迈出，左脚轻轻沿地面滑动，擦过右脚内侧，向前迈出一大步，成左弓步姿态。膝盖弯曲呈约90°，但不超过脚尖的垂直线，确保关节安全。左脚落地后，膝盖弯曲，重心逐渐前移，形成稳定的左弓步姿态，右腿伸直但不僵硬，保持身体平衡。

4）马步立掌：以左脚为轴，身体向右转动约45°，调整身体姿态，准备进入马步。双手从当前姿态（右手在头顶上方，左手在左腰侧）开始，同时向左右两侧分开。左手向外、向左推出，掌心朝外，指尖向上。右手从头顶上方向下按压，停在身体右侧，掌心朝外，指尖向上，双腿屈膝下蹲成马步，膝盖弯曲约90°，但不超过脚尖的垂直线，保持膝盖与脚尖方向一致。双手分别立掌于身体左右两侧，手臂伸直但不过分僵硬，肘部微微弯曲，形成一个圆润姿态。

（2）动作要点

1）转体协调：转体推收时，身体协调一致，上下相随。

2）提勾准确：转身提勾时，右手要准确变勾手上提，体现出太极拳的勾手特点。

3）步法稳定：屈膝擦脚时，步法稳定，左脚擦右脚内侧迈出，保持身体平衡。

4）立掌发力：马步立掌时，注意发力的顺序，由腰带动肩、肘、手，力达掌根。

5）呼吸配合：动作过程中注意呼吸的协调，常在下蹲时呼气、起身时吸气，特别在推掌时，呼气有助于增强动作的力量感。

（3）功法作用

1）提高协调性：通过身体的转动和手臂的协调运动，提高身体的协调性和灵活性。

2）增强腿部力量：屈膝擦脚和马步立掌的动作有助于增强腿部力量，提高下盘的稳定性。

3）促进气血流通：动作的开合和身体的扭转有助于促进气血流通，增强内脏功能。

4）提升平衡能力：屈膝擦脚和马步立掌的过程中，需保持身体的平衡，有助于提高平衡能力。

6. 搬拦捶

（1）动作拆解

1）转腰摆拳：双脚并拢站立，双手自然垂放于身体两侧，全身放松，呼吸平稳。以右脚为轴，左脚尖稍内扣，身体向左转动约45°。转动过程中保持脊柱挺直，头部端正，目光平视前方。右手从钩手姿态开始，手腕外旋变成掌心朝前，手指向上。右手从右侧缓缓抬起并向左前方画弧，直至胸前位置，掌心朝左。左手自然下垂或置于左侧腰部，身体重心随之微微左移。

2）马步横打：右手继续向左前方移动，停在胸前位置，掌心朝左，手指向上。左手从左侧腰部抬起，与右手一起向左下方按压，掌心向下，手指向前，形成一个对称的动作结构。随着双掌的按压动作，身体重心逐渐向右腿转移，呈右弓步姿态。膝盖弯曲约90°，但不要超过脚尖的垂直线，确保关节安全。双掌从左下方画弧至右肋前方，然后由掌变拳，右手拳心朝上，左手拳心朝下，手臂伸直但不过分僵硬，肘部微微弯曲。

3）转腰翻拳：以右脚为轴，身体准备向左转动，重心随身体转移，保持脊柱挺直，头部端正，目光平视前方。身体迅速向左转动约90°，双拳跟随身体的转动向左侧移动，右手拳心朝上，左手拳心朝下。随身体的快速转动，重心也随之转移到左腿上，右腿稍微屈膝，保持身体平衡。

4）马步横击：左手从左侧位置下翻，拳心朝下，手指向前。与此同时，右手从右侧位置上翻，拳心朝上，手指向前。双拳同时向左下方按压，力量均匀分布在整个手臂上。双腿屈膝下压，形成稳定的马步姿态。双拳微微上提至左肋前方，保持双腿屈膝，身体回正。眼睛注视双拳位置，确保注意力集中。以左脚为轴，身体快速向右转动约90°，双拳随之向右侧移动，右拳拳心朝上，左拳拳心朝下，形成一个有力姿态。

（2）动作要点

1）转腰协调：转腰摆拳时，注意身体的协调性，保持身体的平衡。

2）重心转移：马步横打时，注意重心的转移，从左到右，再从右到左。

3）翻拳准确：转腰翻拳时，注意双拳的翻转动作，左拳下翻，右拳上翻，动作准确。

4）马步稳定：马步横击时，保持马步的稳定性，双腿屈膝，保持身体的平衡。

（3）功法作用

1）提高协调性：通过身体的转动和手臂的协调运动，提高身体的协调性和灵活性。

2）增强腿部力量：马步的练习可以增强腿部力量，提高下盘的稳定性。

3）促进气血流通：动作的开合和身体的扭转有助于促进气血流通，增强内脏功能。

4）提升攻防意识：搬拦捶包含了太极拳的攻防技巧，有助于提升练习者的攻防意识和技巧。

7. 护心捶

（1）动作拆解

1）转体栽拳：双脚并拢站立，双手自然垂放于身体两侧，全身放松，呼吸平稳。以左脚为轴，右脚尖稍内扣，身体向右转动约45°。转动过程中保持脊柱挺直，头部端正，目光平视前方。随身体右转，左手握拳，从左侧位置向下、向右画弧，最终向右下方栽击，拳心朝下，手指向前。右手自然下垂或置于右侧腰部，辅助身体保持平衡。

2）跃转抡击：右腿屈膝，左腿提起，利用右脚蹬地的力量使身体腾空跃起。在空中，身体迅速向左转动90°～180°，具体角度根据个人灵活性和练习要求调整。在身体旋转的过程中，双拳随之向上、向外划弧，形成一个大的圆形轨迹。右手从右侧抬起，左手从右下方抬起，两拳在空中相遇并继续向上、向外抡起，手臂伸直但不过分僵硬，肘部微微弯曲。整个动作连贯流畅，力量均匀分布在整个手臂上。

3）马步合臂：完成空中旋转后，左脚首先着地，随后右脚迅速跟进，双腿屈膝下蹲成马步姿态。膝盖弯曲约90°，但不要超过脚尖的垂直线，确保关节安全。落地的同时双拳从上方落下，合于胸前，拳心相对，手指向上，形成一个对称且有力的姿态。手臂微微弯曲，肘部下沉，保持动作圆润感。此时，重心均匀分布在两腿之间，保持身体平衡和稳定。

（2）动作要点

1）身体协调：在转体栽拳时，身体要协调一致，保持平衡。

2）跃转流畅：在跃转抡击时，动作要流畅，双拳随身体的转动而动。

3）马步稳定：在马步合臂时，要保持马步的稳定性，两脚平行，重心下沉。

4）合臂紧凑：双拳合于胸前时，要紧凑有力，体现出太极拳的紧凑性和内劲。

（3）功法作用

1）提高协调性：通过身体的转动和手臂的协调运动，提高身体的协调性和灵活性。

2）增强腿部力量：马步的习练可以增强腿部力量，提高下盘的稳定性。

3）促进气血流通：动作的开合和身体的扭转有助于促进气血流通，增强内脏功能。

4）提升爆发力：跃转抡击的动作有助于提升身体的爆发力和灵活性。

8. 白鹤亮翅

（1）动作拆解

1）擦脚插掌：双脚并拢站立，双手自然垂放于身体两侧，全身放松，呼吸平稳。左脚轻轻沿着地面滑动，向外侧移动一小步，动作轻柔、流畅，如在地面上轻轻擦拭一样，此动作有助于调整重心和准备下一个动作。随着左脚的移动，左手从左侧缓缓抬起，并以掌心朝前的方式插入到右胸前的位置。此时，右手可以保持原位或根据不同流派的具体要求进行相应的调整。此动作强调手臂圆润感和连贯性，以及与脚步移动的协调一致。

2）收脚分掌：在完成“擦脚插掌”的动作后，右脚轻轻地收回，靠近左脚，形成并步姿态。这一过程中身体重心应平稳过渡，避免突然的动作导致失衡。右脚完全收回到与左脚并拢的位置，此时双脚距离大约为一脚宽度，确保站姿稳定且舒适。与此同时，双手开始向左右两侧分开，右手向上提至头部上方或略高于肩部，掌心向外；左手则向下按至腹部前方或略低于腰部，掌心也向外。两手之间的距离应当宽广，形似展翅飞翔的白鹤，体现出太极拳中动静结合、开合有度的特点，最终形成的姿态是右手位于上方，而左手位于下方，既展现了力量的对比，又体现了和谐之美。

（2）动作要点

1）步法准确：擦脚时，左脚要准确擦步，保持身体稳定。

2）插掌到位：左手插掌要到位，掌心朝右，指尖朝上，与右胸相对。

3）分掌协调：收脚分掌时，两手要协调分开，与肩同高，形成白鹤亮翅的姿态。

4）身体中正：整个动作过程中，身体保持中正，不偏不倚。

（3）功法作用

1）提高协调性：通过擦脚和插掌的协调动作，提高身体的协调性和灵活性。

2）增强腿部力量：擦脚和收脚的动作有助于增强腿部肌肉的力量和控制能力。

3）改善平衡能力：收脚分掌时，单脚支撑身体，有助于提高平衡能力。

4）促进气血流通：动作的开合有助于促进全身气血的流通，增强内脏功能。

9．斜行拗步

（1）动作拆解

1）转体绕臂：双脚并拢站立，双手自然垂放于身体两侧，全身放松，呼吸平稳。以右脚为轴，左脚尖稍内扣，身体向左转动约45°。转动过程中保持脊柱挺直，头部端正，目光平视前方。随身体转动，双臂也开始做相应运动。左手向外侧旋转，右手则向内侧旋转，形成一种绕臂的动作。手臂的运动流畅而圆润，体现出太极拳中弧线的特点。在完成转体绕臂后，左脚轻轻沿着地面滑动，向左侧方迈出一步。动作轻柔、流畅，如在地面上轻轻擦拭一样。左脚向前迈出时，首先接触地面的是脚跟，然后逐渐将重心移至整个左脚掌上，确保步伐的稳定性和控制力。当左脚稳固后，将身体的重心平稳地转移到左脚上，同时右脚跟随移动，靠近左脚，但不完全并拢，准备下一步动作。

2）收掌扭腰提勾：重心转移的同时，右手缓缓收回，贴紧腰部放置，掌心朝上或根据具体流派要求调整。与此同时，左手向外侧展开，与身体成一定角度，掌心向下或根据具体要求调整方向，手臂伸展但不过分僵硬，肘部微微弯曲。随手部动作，身体进一步向左扭转，通过腰部的旋转带动整个上半身的转动，增强动作的力量感和连贯性。扭腰同时，右脚轻轻提起，脚尖向上勾起，形成勾手姿势。

3）马步展臂：完成上述动作后，右脚向右侧迈出一大步，膝盖弯曲约90°，形成马步姿态。此时，膝盖不应超过脚尖的垂直线，以保护关节安全。与此同时，双手开始向左右两侧分开，左手向上提至头部上方或略高于肩部，掌心向外；右手则向下按至腹部前方或略低于腰部，掌心也向外。两手之间的距离应当宽广，形似展翅飞翔的白鹤，体现出太极拳中动静结合、开合有度的特点，最终形成的姿态是右手位于下方，而左手位于上方，既展现了力量的对比，又体现了和谐之美。此时，全身的重心应均匀分布在两腿之间，保持身体的平衡和稳定。

（2）动作要点

1）转体协调：转体绕臂时，身体协调一致，保持平衡。

2）步伐稳定：踏脚擦步时，步伐稳定，脚跟先着地，实现重心平稳转移。

3）扭腰提勾准确：收掌扭腰提勾时，扭腰动作与提勾手协调，保持动作的准确性。

4）马步展臂平衡：马步展臂时，保持马步的稳定性，两手展臂要平衡，与肩同高。

（3）功法作用

1）提高协调性：通过身体的转动和手臂的协调运动，提高身体的协调性和灵活性。

2）增强腿部力量：踏脚擦步和马步展臂的动作有助于增强腿部力量，提高下盘的稳定性。

3）促进气血流通：动作的开合和身体的扭转有助于促进气血流通，增强内脏功能。

4）提升平衡能力：在提勾和展臂的过程中，需保持身体的平衡，有助于提高平衡能力。

10. 提手

（1）动作拆解

1）扣脚合手：双脚并拢站立，双手自然垂放于身体两侧，全身放松，呼吸平稳。右脚作为支撑点，左脚可以轻微调整位置，确保稳定。右手握成拳头，拳心朝上，准备进行下一步的动作。左手轻轻放置在右手拳头上方，掌心向下，手指自然伸展，与右手形成一个稳固的结构。以腰部为中心，身体微微向右侧转动，角度约45°，有利于更好地集中力量，并为后续的动作做好准备。随身体的转动，双臂弯曲，将双手抱于胸前，形成一种保护性姿态，此动作不仅有助于平衡身体，还能为接下来的动作提供动力基础。

2）收脚收手：在完成“扣脚合手”的动作后，左脚轻轻地收回，靠近右脚，脚尖轻触地面。这一过程中，重心应保持在右脚上，避免突然的动作导致失衡。与此同时，双手从胸前的位置开始缓慢下降，最终落在两胯侧。此时，右手仍然握拳，而左手则自然张开，贴靠在大腿外侧。整个过程要求手臂放松，又不失控制力，体现出太极拳柔中带刚的特点。

3）提膝推按：完成上述动作之后，左脚向前迈出一步，脚跟先接触地面，然后逐渐将重心转移到左脚上，动作轻柔、流畅，如在地面上轻轻擦拭一样。当左脚稳固后，右腿开始缓缓抬起，膝盖弯曲，使右脚离开地面，形成提膝的姿势。与此同时，双手从两胯侧的位置开始向前推出，左手位于前方，右手位于后方，形成一种前后推进的力量。推按时，手臂保持一定的弧度，不完全伸直，以保持动作的柔和性，前后交替的手部动作不仅增加了动作的美感，也体现了太极拳中动静结合的理念。

（2）动作要点

1）扣脚合手协调：扣脚与合手协调一致，身体微转时保持稳定。

2）收脚收手连贯：收脚与收手动作连贯，两手分落至胯侧时保持身体中正。

3）提膝推按准确：提膝时，膝盖与手推出的动作同步，推按准确，力发于腰，达于手。

（3）功法作用

1）提高协调性：扣脚合手和收脚收手的动作提高了身体的协调性。

2）增强腿部力量：提膝动作锻炼了腿部肌肉，增强了腿部力量。

3）提升平衡能力：提膝推按的过程中，单腿支撑身体，有助于提升平衡能力。

4）促进气血流通：整个动作过程中，身体的开合有助于促进气血流通，增强内脏功能。

11. 前趟

（1）动作拆解

1）落脚擦步下捋：从预备姿势开始，右脚轻轻抬起，脚尖向上翘起，准备进行下一步动作。右脚缓缓向前方左侧移动，脚跟内侧轻轻接触地面，如同在地面上擦拭一样，形成一个弧线。这一过程中，身体重心逐渐转移到右脚上，确保步伐的平稳和控制力。随右脚的移动，身体开始向右侧转动，约45°，有助于调整重心并为后续动作做好准备。双手配合身体的转动，从胸前或头顶位置开始，沿身体右侧向下、向外划弧，最终将双手放置于腹部前方，掌心朝下，完成下捋的动作，手臂圆润流畅，体现太极拳中的柔和与连贯性。

2）转体搭手：在完成“落脚擦步下捋”后，身体进一步向右侧转动，保持脊柱挺直，头部端正，目光平视前方。双手在腹前交叉，右手在外，左手在内，形成一种搭手姿态。此动作不仅展示了双手之间的协调性，还为下一个动作提供了力量基础。注意双手位置要准确，手指自然伸展，不过于僵硬。

3）转腰翻掌：在完成“转体搭手”之后，身体开始向左侧转动，回到起始方向，双手随着身体的转动，从腹前的位置开始向上、向左侧翻掌，形成掌心向外的状态。这个过程中，手臂保持一定的弧度，不完全伸直，以保证动作的柔和性和连贯性，翻掌时要注意手腕的灵活性，避免生硬的动作。

4）提腿擦步：完成上述动作后，左脚轻轻抬起，脚尖向上翘起，准备进行下一步的动作。左脚缓缓向前方右侧移动，脚跟内侧轻轻接触地面，如在地面上擦拭一样，形成一个弧线。这一过程中，身体重心逐渐转移到左脚上，确保步伐的平稳和控制力，提腿擦步的动作要求轻柔流畅，体现出太极拳慢中求稳的特点。

5）马步分掌：在完成提腿擦步之后，左脚稳固落地，膝盖弯曲约90°，形成马步姿态。此时，膝盖不应超过脚尖的垂直线，以保护关节安全。与此同时，双手开始向左右两侧分开，左手向上提至头部上方或略高于肩部，掌心向外，右手则向下按至腹部前方或略低于腰部，掌心也向外。

（2）动作要点

1）协调一致：擦脚与手下捋的动作要协调，手往前不回收，劲不丢。

2）转体搭手：转体时两手交叉搭手要准确，为接下来的动作做准备。

3）转腰翻掌：转腰时两手翻掌要与腰的转动协调，形成一个整体。

4）马步分掌稳定：马步分掌时，保持马步的稳定性，两手分掌要平衡。

（3）功法作用

1）提高协调性：通过脚和手的协调动作，提高身体的协调性和灵活性。

2）增强腿部力量：擦步和马步的动作有助于增强腿部力量，提高下盘稳定性。

3）促进气血流通：动作的开合和身体的扭转有助于促进气血流通，增强内脏功能。

4）提升平衡能力：提腿擦步和马步分掌过程中，需要保持身体的平衡，有助于提高平衡能力。

12. 左掩手肱拳

（1）动作拆解

1）震脚收拳：从预备姿势开始，身体向右侧转动，同时调整双脚位置，左脚尖稍微向内扣，右脚尖向外摆，两脚形成一个相对稳定的基础。随身体的转动，双腿开始弯曲下蹲，保持膝盖不超过脚尖的位置，确保重心稳定。此动作有助于增强腿部力量，并为接下来的动作提供更好的支持。右手握拳，从胸前或头顶位置向下砸击至右侧下方，左手则向上托起，置于左侧上方。目视右下方，集中注意力于右拳的落点。

2）擦步合臂：在完成震脚收拳之后，左脚跟轻轻抬起，准备进行下一步动作，同时将身体的重心稍向左侧移动。随重心的变化，左手由掌变为拳，并屈臂靠近左肩前方，形成保护性姿态。与此同时，右拳向上举起，置于头部上方或略高于肩部的位置，为下一个动作做好准备。目光应注视左前方，以保持良好的视野和平衡感。

3）马步掩手：在完成擦步合臂后，右脚向前方右侧迈出一步。首先以脚跟接触地面，随后整个脚掌平稳落地。这一过程中，要保持步伐的轻柔和平稳。随着右脚的移动，身体重心逐渐转移到右腿上，形成一个标准的马步姿态。在这个过程中，膝盖不超过脚尖的垂直线，以保证关节的安全。在马步姿态形成的同时，右拳屈臂放置于胸前，左拳则向下砸击至左侧下方，目视左下方，集中注意力于左拳的落点。

4）弓步出拳：在完成“马步掩手”之后，身体开始向左侧转动，右拳沿着左臂上方迅速冲出，最终形成一个弓步的姿态，右拳的冲击力应当来自腰部的旋转和全身的力量传递。与此同时，左臂开始内旋并屈曲，置于右肘下方，形成防护性姿态，同时也为右拳提供了额外的支持和力量传导，目光应注视右拳，确保力量的集中和目标的明确。

（2）动作要点

1）震脚与收拳协调：震脚与收拳动作协调一致，力量连贯。

2）擦步合臂准确：擦步时，脚跟先着地，合臂准确，保持身体平衡。

3）马步掩手稳定：马步稳定，掩手动作与身体转动协调。

4）弓步出拳发力：弓步出拳时，利用腰背发力，力达拳面。

（3）功法作用

1）提高协调性：通过震脚、收拳、擦步、合臂等动作，提高身体的协调性和灵活性。

2）增强腿部力量：马步和弓步的习练可增强腿部力量，提高下盘的稳定性。

3）促进气血流通：动作的开合和身体的扭转有助于促进气血流通，增强内脏功能。

4）提升爆发力：弓步出拳的动作有助于提升身体的爆发力和发力技巧。

13. 披身捶

（1）动作拆解

1）右转腰掩肘：从预备姿势开始，身体开始向右侧转动。转动过程中保持脊柱挺直，头部端正，目光平视前方，随身体的转动，右手握拳或掌心朝上，手臂自然弯曲，肘部贴近身体侧面，拳头或者手掌位于胸前或者略高于胸部的位置。此位置有助于保护身体的中心线，并为后续的动作提供基础。左掌扶于右前臂外侧，左手在右臂弯曲的同时，轻轻扶住右前臂的外侧，此动作不仅增强了双臂之间的协调性，还为下一个动作提供了过渡和准备。

2）左转腰掩肘：完成右转腰掩肘后，身体开始向左侧转动。转动时，要确保动作流畅，避免生硬的停顿。同时注意重心的转移，保证步伐的稳定性和控制力。随着身体的转动，左手握拳或者掌心朝上，手臂自然弯曲，肘部贴近身体侧面，拳头或者手掌位于胸前或者略高于胸部的位置。这个位置与右臂的动作相对称，形成一种对称美感，并且有利于力量的传递。与此同时，右手轻轻扶住左前臂的外侧。此动作与前面的动作相反，但同样要求双手之间有良好的协调性，以确保动作的连贯性和稳定性。

（2）动作要点

1）转腰协调：在转腰时，保持身体的协调性，动作要连贯。

2）掩肘准确：掩肘动作准确，两手协调一致，形成掩肘姿态。

3）身体中正：整个动作过程中，身体保持中正，不偏不倚。

（3）功法作用

1）提高协调性：通过身体的转动和手臂的协调运动，提高身体的协调性和灵活性。

2）增强腰背力量：转腰动作有助于增强腰背肌肉的力量和灵活性。

3）促进气血流通：动作的开合和身体的扭转有助于促进气血流通，增强内脏功能。

4）提升平衡能力：转腰掩肘的过程中，保持身体的平衡，有助于提高平衡能力。

14. 背折靠

（1）动作拆解

1）折叠缠绕：从预备姿势开始，身体轻微地向左侧转动，主要是调整身体的方向，为接下来的动作做准备。随身体的转动，双臂同时屈肘，前臂在胸前交叉，右臂在外侧，左臂在内侧，形成一种保护性的姿态。手臂交叉时保持圆润，不僵硬，保证动作的柔和性，有助于力量的集中和传递。

2）拧腰折靠：完成折叠缠绕后，身体开始向右侧大幅度转动，依靠腰部的力量通过拧腰带动整个上半身的旋转，此旋转不仅能够增加动作的力量感，还能有效地将力量传导到对手身上。随身体的右转，双臂也相应地展开。具体来说，右臂会向外推出，左臂则向下或向后拉，形成一个利用背部和肩部发力的姿势。在这个过程中，注意手臂与身体之间的协调性，确保动作流畅而不生硬，背部应有一种向外推的感觉，如同将对手推开或者压制住。

（2）动作要点

1）折叠缠绕准确：两臂屈肘交叉时，准确形成缠绕之势。

2）拧腰折靠协调：拧腰与折靠动作协调一致，形成整体的合力。

（3）功法作用

1）增强腰背力量：背折靠的动作有助于增强腰背肌肉的力量和灵活性。

2）提高协调性：通过身体的转动和手臂的协调运动，提高身体的协调性和灵活性。

3）促进气血流通：动作的开合有助于促进气血流通，增强内脏功能。

15. 青龙出水

（1）动作拆解

1）转体绕臂：从预备姿势开始，身体轻微地向左侧转动，动作自然流畅，不需过于剧烈，主要是为接下来的动作做准备。随身体的转动，双臂也进行相应的运动。具体来说，左手向外侧划弧，右手则向内侧划弧，形成一个绕臂的动作。手臂的运动应当柔和且连贯，避免生硬或急促，这一过程中，目光跟随左手的方向移动，以保持注意力集中。

2）转腰缠臂：完成转体绕臂后，身体开始大幅度地向右侧转动。依靠腰部的力量通过拧腰来带动整个上半身的旋转，不仅能够增加动作的力量感，还能有效地将力量传导到对手身上。在身体右转的同时，双臂继续进行缠绕动作。此时，双手应继续保持柔和的圆弧轨迹，确保动作的连贯性和美感。这一过程中的关键在于利用腰部的扭转来增强手臂的缠绕效果，同时保持身体的平衡和稳定。

3）马步撩弹：在完成转腰缠臂之后，身体再次向左侧转动，左手顺势向上撩起，右手则向下沉。此动作需特别注意的是，左手的撩起应有一种弹性的感觉，仿佛是从手腕处发起的一种爆发力，而右手的下沉则是为了给左手提供反作用力的支持。左手在撩起的过程中，要尽量保持手臂的柔软与弹性，同时利用腰部的转动来增强力量。右手下沉时，也要保持自然放松的状态，以便更好地支持整体动作的协调性。在这个位置上，应感觉到一种蓄势待发的能量积累。

4）马步进掌：身体向右侧转动，同时左手变为掌状向前推出，右手则收回至腰间。此动作的关键在于如何有效地将腰部的扭转转化为手部的推动力量，并且在推掌的同时保持身体的平衡和稳定。推掌的动作不仅仅是手臂的简单前伸，而是全身力量的集中体现。通过腰部的扭转，将力量从脚底传至腿部，再经由腰部传递到手臂，最终通过手掌爆发出去。右手收回至腰间不仅为左手提供支持，也为了保持身体的整体平衡。

（2）动作要点

1）转体绕臂协调：转体时，两臂的绕臂动作协调一致。

2）转腰缠臂准确：转腰时，两臂的缠臂动作准确，形成整体的合力。

（3）功法作用

1）提高协调性：通过身体的转动和手臂的协调运动，提高身体的协调性和灵活性。

2）增强腿部力量：马步的练习可以增强腿部力量，提高下盘的稳定性。

3）促进气血流通：动作的开合有助于促进气血流通，增强内脏功能。

16. 斩手

（1）动作拆解

1）摆脚翻掌从预备姿势开始，右脚缓缓向右侧摆动。膝盖微微弯曲，以确保灵活性和稳定性，摆动幅度可根据个人的身体条件和习练的具体要求进行调整，通常建议摆动到与肩同宽或略宽的位置。在右脚摆动的同时，双手进行翻掌动作。具体来说，如果是从自然垂放的状态开始，双臂可以先向上抬起至胸前高度，然后手掌由掌心向下逐渐翻转为掌心向上或者斜向上，手臂保持自然放松，手腕灵活转动，翻掌动作流畅有力，目光跟随右手的运动轨迹移动，保持注意力集中。

2）震脚切掌：完成摆脚翻掌后，左脚迅速且有力地向下跺地，称为震脚，此动作不仅能够增强身体的稳定性和力量感，还能通过震动传递能量，提升整体动作的效果。震脚时要注意力度适中，避免用力过猛导致受伤，注意重心的转移，确保身体的平衡。在左脚震脚的同时，双手进行切掌动作。具体来说，双手从之前的翻掌位置迅速向下或向前下方切出，形成一种斩断或切割的力量。切掌时，手臂保持一定的紧张度，尤其是前臂部分，以确保力量的有效传导。同时，手指应并拢伸直，掌缘坚硬，仿佛真的在进行切割动作。整个过程应当快速、果断，体现出爆发力。

（2）动作要点

1）摆脚翻掌协调：摆脚与翻掌动作协调一致，形成整体合力。

2）震脚切掌准确：震脚与切掌动作准确，力量贯穿至掌根。

（3）功法作用

1）提高协调性：通过脚和手的协调动作，提高身体的协调性和灵活性。

2）增强腿部力量：震脚动作有助于增强腿部力量，提高下盘稳定性。

3）促进气血流通：动作开合有助于促进气血流通，增强内脏功能。

17. 翻花舞袖

（1）动作拆解

1）旋臂伸掌：从预备姿势开始，双臂首先进行旋转运动，此旋转可从内向外或从外向内，通常先从内向外旋转，使手臂的前侧朝外，这样有助于后续动作的展开。在旋转过程中，双手逐渐伸展，手指自然分开并伸直，手掌尽量保持平整。手臂的旋转应当流畅且有节奏感，仿佛在空气中画出优美的弧线。整个动作需要保持肩部放松，手腕灵活，以便更好地控制力量和方向。

2）挑掌抢劈：完成旋臂伸掌后，双臂继续向上抬升，双手随之上挑。这一动作的关键在于手腕的灵活运用和手臂的力量传递。手臂应保持一定的弯曲度，而不完全伸直，以确保力量的有效传导。同时，肩膀要放松，避免僵硬。上挑的动作应当轻盈而有力，给人一种蓄势待发的感觉，紧接着上挑动作，双手迅速向下劈出。动作快速果断，体现出爆发力。手臂在下劈时保持一定的紧张度，特别是前臂部分，以确保力量的有效释放。同时，手指应并拢伸直，掌缘坚硬，仿佛在进行切割动作。整个过程应当快速、流畅，并且具有明显的节奏变化，增强视觉冲击力和实际应用效果。

（2）动作要点

1）旋臂伸掌流畅：旋臂动作流畅，两臂伸展充分。

2）挑掌抢劈迅速：挑掌和抢劈动作迅速，力量要猛。

（3）功法作用

1）提高协调性：通过手臂的旋转和伸展，提高身体的协调性和灵活性。

2）增强上肢力量：挑掌和抢劈的动作有助于增强上肢力量。

3）促进气血流通：动作开合有助于促进气血流通，增强内脏功能。

18. 海底翻花

（1）动作拆解

1）转腰提臂：从预备姿势开始，身体轻微向左侧转动，为接下来的动作做准备。转动时保持脊柱挺直，避免前倾或后仰，以确保身体的平衡和稳定。身体微微左转的同时，双臂缓缓向上抬起，手臂提升应轻柔有控制，如同在空气中画优美的弧线，手肘可略微弯曲，手掌心朝内或朝上，手指自然伸展。这一过程中，肩膀保持放松状态，不耸肩，动作流畅自然。

2）提膝翻抖：完成转腰提臂后，右膝缓慢且有力地向上提起，膝盖尽量抬高至髋部高度或更高。提膝时注意保持身体的平衡，重心微向前移，但不失稳定性。同时作为左腿的支撑腿保持微屈，增加灵活性和稳定性，随右膝的提起，双臂进行翻抖动作。具体来说，双手由之前的提起位置迅速翻转，手腕灵活转动，形成快速有力的抖动效果。翻抖时，手臂应保持一定的紧张度，尤其是前臂部分，以确保力量的有效传导，同时，手指应并拢伸直，掌缘坚硬，体现出一种爆发力和敏捷性。

（2）动作要点

1）转腰提臂协调：转腰与提臂动作协调一致，形成整体合力。

2）提膝翻抖准确：提膝与翻抖动作准确，力量贯穿至膝和臂。

（3）功法作用

1）提高协调性：通过身体的转动和手臂的协调运动，提高身体的协调性和灵活性。

2）增强腿部力量：提膝的动作有助于增强腿部力量，提高下盘的稳定性。

3）促进气血流通：动作开合有助于促进气血流通，增强内脏功能。

19. 右掩手肱拳

（1）动作拆解

1）提膝刁收：从预备姿势开始，右膝缓慢有力地向上提起，膝盖尽量抬高至髋部高度或更高。提膝的过程中，保持身体的平衡和稳定，重心微向前移但不失控，与此同时，双臂进行“刁收”动作。具体来说，右手从前方向内侧划弧，手腕灵活转动，形成一种抓握或扣住的动作，左手则自然放松，跟随右手的动作进行配合，这一过程中，肩膀保持放松状态，避免耸肩，动作流畅自然。

2）擦脚合臂：完成“提膝刁收”后，右脚缓缓向前滑动，在地面上轻轻擦拭，称为擦脚。在此过程中，双臂逐渐向胸前靠拢，形成保护性姿态。右手继续进行之前的“刁收”动作，左手则与右手交叉，置于胸前。手臂的运动应当柔和且连贯，避免生硬或急促。此位置不仅有助于稳定身体，还能为接下来的动作提供更大的力量支持。

3）转身旋臂：在完成擦脚合臂之后，身体开始大幅度地向左侧转动（如是面向正前方，则转体90°左右）。依靠腰部的力量通过拧腰来带动整个上半身的旋转。在这个过程中，双臂也相应地进行旋转动作，右手从胸前向外侧划弧，左手则从外侧向内侧划弧，形成一个交叉旋转的动作。这一过程中的关键在于利用腰部的扭转来增强手臂的旋转效果，同时保持身体的平衡和稳定。

4）弓步发拳：随着身体的左转，右脚迅速向前迈出一大步，进入弓步姿势。右膝弯曲，左腿伸直，形成稳固的基础。同时，右手从旋转的位置迅速向前方发出一拳，称为发拳。这个动作的关键在于如何有效地将腰部的扭转转化为手部的推动力量，且在发拳的同时保持身体的平衡和稳定。左手则收回至腰间，作为支撑和辅助。整个发拳动作应当快速、果断，体现爆发力和敏捷性。

（2）动作要点

1）身体中正：上身中正，不过度前倾或后仰，肩膀下沉，脊柱自然挺直，头部正直。

2）呼吸配合：吸气时将气沉入丹田，呼气时放松全身，保持气息流畅。

3）手脚协调：双手的动作与脚步的移动同步进行，转腰带手，确保动作连贯流畅，掩手和发拳时，注意手腕的放松和手指的自然弯曲。

4）力量传递：发拳时力量从丹田发出，通过腰胯、手臂传递到拳头上，做到力由脊发，劲达拳端，充分利用全身的协调发力。

（3）功法作用：提高身体的协调性和平衡能力，增强爆发力和攻击力。

20. 左六封四闭

（1）动作拆解

1）转腰下捋：从预备姿势开始，身体向左侧转动，同时双臂向下做捋的动作。依靠腰部的力量通过拧腰来带动整个上半身的旋转。在转动过程中，双手自然放松，手臂略微弯曲，手指朝前或稍微向下，下捋时，想象自己正在将对手的力量引导至地面，使动作具有一定的柔韧性和控制力。目光跟随双手的方向移动，以保持注意力集中和动作的协调性。

2）转腰前挤：完成转腰下捋后，继续利用腰部的力量进行向前转动，同时双臂向前推出，形成一个挤的动作。肩膀放松，手臂保持微屈状态，手腕灵活，手指并拢伸直。前挤动作快速有力，体现出爆发力的同时也要注意力量的均匀分布，避免用力过猛或不足。

3）转身虚步刁托：在完成转腰前挤之后，身体迅速向右侧转动，进入虚步姿势（通常是右脚为支撑脚，左脚轻轻点地）。在此过程中，右手进行刁的动作，手腕灵活转动，手指弯曲呈抓握状，左手进行托的动作，即手掌心向上，手指自然伸展，如同托起某个物体，保持身体的平衡和稳定性，重心微向前移不失控，眼随手动，确保动作的精确性和连贯性。

4）虚步按掌：在虚步的基础上进行按掌，双手从之前的刁托位置缓缓向下按压，手指自然伸展，掌心向下或斜向下。按掌时，手臂保持一定的紧张度，特别是前臂部分，以确保力量的有效传导，整个过程缓慢有控，体现出一种沉稳的力量感。

（2）动作要点：转腰下捋和前挤时，注意腰的转动与手的协调，转身虚步刁托时，保持身体的平衡，虚步按掌时，注意力的发放。

（3）功法作用：增强腰背力量，提高身体的灵活性和协调性，锻炼防守和进攻的能力。

21. 右单鞭

（1）动作拆解

1）右推左提：从预备姿势开始，右手向前方推出，手臂伸直但不过分僵硬，掌心朝前或稍微向下。与此同时，左手缓缓提起至胸前高度，手指自然伸展，掌心向内或斜向上。这个动作需要保持肩膀放松，避免耸肩，使整个动作显得更加流畅和自然。目光可以跟随右手的运动轨迹移动，以保持注意力集中和动作的协调性。

2）提脚擦步：完成右推左提后，左脚轻轻抬起，进行提脚擦步的动作。具体来说，左脚缓慢向前滑动，如在地面上轻轻擦拭，称为擦步。身体重心平稳过渡到右腿，右膝微微弯曲，保持平衡和稳定性。同时，双手保持之前的姿势不变，为接下来的动作做好准备。

3）转腰托掌：完成提脚擦步后，身体开始大幅度地向左侧转动（如面向正前方，则转体90°左右）。主要依靠腰部的力量通过拧腰来带动整个上半身的旋转。在此过程中，左手由之前的提起位置缓缓向下移动，并在胸前形成托掌的动作，手掌心向上，手指自然伸展，如在托起某个物体，右手则保持向前推出的姿势不变。

4）马步立掌：双脚分开与肩同宽或略宽，膝盖弯曲，形成稳固的马步姿势。同时，右手继续保持向前推出的姿势，手腕略微调整，掌心朝侧前方，左手从托掌的位置向上抬起，掌心朝侧前方，手指并拢伸直，形成立掌姿势。

（2）动作要点：右推左提时，注意手的协调，提脚擦步时，保持身体的稳定，转腰托掌时，注意腰的转动与手的协调，马步立掌时，注意马步的稳定性。

（3）功法作用：提高腿部力量，增强身体的稳定性和协调性，锻炼攻防能力。

22. 右云手

（1）动作拆解

1）收脚摆掌：从预备姿势开始，双脚并拢站立，重心平稳。右脚轻轻向内收回至左脚旁，形成一个稳定的站立姿态。与此同时，双手在胸前进行摆掌动作。具体来说，右手由外向内划弧，掌心朝内，左手则由内向外划弧，掌心朝外。这一过程中，手臂保持自然放松，手腕灵活转动，动作流畅有力，目光随右手的运动轨迹移动，保持注意力集中和动作的协调性。

2）开步推掌：完成收脚摆掌后，右脚向前迈出一步，形成开步姿势。开步的同时，双手进行推掌动作。具体来说，右手从之前的摆掌位置缓缓向前推出，掌心朝前或稍微向下，左手则从外侧向内侧划弧，回到身体前方，掌心朝内。推掌时，手臂保持微屈状态，不完全伸直，以确保力量的有效传导。肩膀放松，避免耸肩，动作流畅自然。

3）擦步右云：完成开步推掌后，左脚轻轻向前滑动，如在地面上轻轻擦拭，在此过程中，右手进行云手动作。具体来说，右手从之前的推掌位置开始，向外侧划弧，然后向上、向内划弧，形成一个圆形的轨迹。手腕灵活转动，手臂自然放松，但有一定紧张度，以确保动作的力量感和连贯性。左手保持在胸前的位置，为右手的动作提供支持。

4）开步左云：完成擦步右云后，右脚再次向前迈出一步，进入新的开步姿势。开步的同时，左手进行云手动作。具体来说，左手从之前的胸前位置开始，向外侧划弧，然后向上、向内划弧，形成一个与右手相似的圆形轨迹。这一过程中，右手则回到胸前的位置，为左手的动作提供支持。开步时，注意脚步的控制，确保步伐稳健而不失灵活性。云手动作需要手腕灵活转动，手臂自然放松，但有一定紧张度，以确保动作的力量感和连贯性。

（2）动作要点：收脚摆掌时，注意手脚的协调；开步推掌时，注意手的发力，擦步右云和开步左云时，注意身体的转动与手的协调。

（3）功法作用：提高身体的灵活性和协调性，增强上肢的力量和柔韧性。

23. 左云手

（1）动作拆解

1）震脚摆拳：从预备姿势开始，左脚迅速向下跺地，称为震脚。此动作不仅能够增强身体的稳定性和力量感，还能通过震动传递能量。与此同时，左手进行摆拳动作。具体来说，左手由内向外划弧，形成一个摆动的动作，掌心朝外或斜向外。手臂保持自然放松，手腕灵活转动，动作流畅有力，目光跟随左手的运动轨迹移动，保持注意力集中和动作的协调性。

2）开步推掌：完成震脚摆拳后，右脚向前迈出一步，形成开步姿势，开步的同时，左手进行推掌动作。具体来说，左手从之前的摆拳位置缓缓向前推出，掌心朝前或稍微向下，右手则从外侧向内侧划弧，回到身体前方，掌心朝内。推掌时，手臂保持微屈状态，不完全伸直，以确保力量的有效传导。同时，肩膀要放松，避免耸肩，动作显得流畅自然。

3）擦步左云：完成开步推掌之后，右脚轻轻向前滑动，如在地面上轻轻擦拭，称为擦步。在此过程中，左手进行云手动作。具体来说，左手从之前的推掌位置开始，向外侧划弧，然后向上、向内划弧，形成一个圆形的轨迹，手腕灵活转动，手臂自然放松，但有一定紧张度，以确保动作的力量感和连贯性，右手则保持在胸前的位置，为左手的动作提供支持。

4）开步右云：完成擦步左云后，左脚再次向前迈出一步，进入新的开步姿势。开步的同时，右手进行云手动作。具体来说，右手从之前的胸前位置开始，向外侧划弧，然后向上、向内划弧，形成一个与左手相似的圆形轨迹。这一过程中，左手则回到胸前的位置，为右手的动作提供支持。开步时，注意脚步的控制，步伐稳健而不失活性，手腕灵活转动，手臂自然放松，但有一定紧张度，以确保动作力量感和连贯性。

（2）动作要点：震脚摆拳时，注意脚和手的协调，开步推掌时，注意手的发力，擦步左云和开步右云时，注意身体的转动与手的协调。

（3）功法作用：提高身体的灵活性和协调性，增强上肢的力量和柔韧性。

24. 高探马

（1）动作拆解

1）转提旋掌：从预备姿势开始，身体向左转动（如是面向正前方，则转体90°左右），与此同时右膝缓缓提起。在提膝的过程中，保持身体的平衡和稳定性，重心微向前移但不失控。与此同时，双手进行旋掌动作。具体来说，右手由内向外划弧，左手则由外向内划弧，形成一个旋转的动作，手腕灵活转动，手指自然伸展，动作流畅有力。目光跟随右手的运动轨迹移动，以保持注意力集中和动作的协调性。

2）马步分掌：完成转提旋掌后，右脚轻轻落下，进入马步姿势，双脚分开与肩同宽或略宽，膝盖弯曲，形成稳固的基础。在此过程中，双手继续进行分掌动作。具体来说，右手从之前的旋掌位置向外侧划弧，然后向下、向内划弧，回到身体前方，左手则从之前的旋掌位置向外侧划弧，然后向上、向内划弧，形成一个分开的动作。这一过程中，手臂保持一定紧张度，特别是前臂部分，以确保力量的有效传导。同时，肩膀要放松，避免耸肩，动作流畅自然。

3）转身推掌：完成马步分掌之后，身体再次向右转动（如之前是向左转，则这次转向右侧）。与此同时，双手进行“推掌”动作。具体来说，右手从之前的分掌位置缓缓向前推出，掌心朝前或稍微向下，左手则从外侧向内侧划弧，回到身体前方，掌心朝内，推掌时，手臂应保持微屈状态，不完全伸直，以确保力量的有效传导。

（2）动作要点：转身时以腰为轴，保持身体的协调性，马步要稳，分掌有力。

（3）功法作用：增强腰腿力量，提高身体的灵活性和协调性，锻炼平衡能力。

25. 右连珠炮

（1）动作拆解

1）转身捋掤：从预备姿势开始，身体向右转动（如果是面向正前方，则转体90°左右），与此同时双手进行捋手和掤臂的动作。具体来说，右手向外侧划弧，然后向下、向内捋动，左手则由外向内划弧，形成一个掤臂的动作，手臂微弯，掌心朝内或斜向上。手腕灵活转动，手指自然伸展，动作流畅有力。目光随右手的运动轨迹移动，以保持注意力集中和动作的协调性。

2）撤步刁托：完成转身捋掤后，左脚轻轻向后撤一步，进入撤步姿势。在此过程中，双手继续进行刁托动作。具体来说，右手进行刁的动作，手腕灵活转动，手指弯曲呈抓握状，左手则进行托的动作，即手掌心向上，手指自然伸展，如同托起某个物体。这一过程中，注意保持身体的平衡和稳定性，重心稍向后移，但不失控。眼睛视线跟随手的动作移动，以确保动作的精确性和连贯性。

3）跟步前推：在完成撤步刁托之后，右脚迅速向前迈出一步，称为跟步。与此同时，双手进行前推掌的动作。具体来说，右手从之前的刁托位置缓缓向前推出，掌心朝前或稍微向下，左手则从托的位置回到胸前，为右手提供支持。前推掌时，手臂应保持微屈状态，不完全伸直，以确保力量的有效传导。

（2）动作要点：转身捋掤连贯，撤步刁托准确，跟步前推有力。

（3）功法作用：提高身体的灵活性和协调性，增强上肢力量和爆发力。

26. 左连珠炮

（1）动作拆解

1）撤步左捋：从预备姿势开始，右脚轻轻向后撤一步，进入撤步姿势，撤步的过程中，左手进行捋的动作。具体来说，左手由外向内划弧，然后向下、向内捋动，仿佛在引导某种力量或对手的动作。这一过程中，手腕灵活转动，手指自然伸展，动作流畅有力，右手则保持在胸前的位置，为左手的动作提供支持。目光跟随左手运动轨迹移动，保持注意力集中和动作的协调性。

2）退步刁托：完成撤步左捋后，左脚继续向后退一步，进一步稳固身体姿态。在此过程中，双手继续进行刁托动作。具体来说，右手进行刁的动作，手腕灵活转动，手指弯曲呈抓握状，左手则进行托的动作，手掌心向上，手指自然伸展，如同托起某个物体。这一过程中，注意保持身体的平衡和稳定性，重心稍向后移，但失控。视线跟随手的动作移动，以确保动作的精确性和连贯性。

3）跟步前推：在完成退步刁托之后，右脚迅速向前迈出一步，称为跟步。与此同时，双手进行前推掌的动作。具体来说，右手从之前的刁托位置缓缓向前推出，掌心朝前或稍微向下，左手则从托的位置回到胸前，为右手提供支持。前推掌时，手臂保持微屈状态，不完全伸直，以确保力量的有效传导。

（2）动作要点：撤步左捋连贯，退步刁托准确，跟步前推有力。

（3）功法作用：提高身体的灵活性和协调性，增强上肢力量和爆发力。

27. 闪通背

（1）动作拆解

1）屈膝分掌：从预备姿势开始，双脚分开与肩同宽或略宽，膝盖微微弯曲。屈膝的过程中，双手进行分掌动作。具体来说，右手向外侧划弧，然后向下、向内划弧，回到身体前方，左手则由外向内划弧，向上抬起至胸前高度。手腕灵活转动，手指自然伸展，动作流畅有力。目光跟随右手运动轨迹移动，以保持注意力集中和动作的协调性。

2）弓步穿掌：完成屈膝分掌后，右脚向前迈出一大步，进入弓步姿势（右膝弯曲、左腿伸直）。与此同时，右手进行穿掌动作。具体来说，右手从之前的分掌位置向前方穿出，手臂伸直不过分僵硬，掌心朝前或稍微向下。左手则保持在胸前的高度，为右手的动作提供支持。注意保持身体的平衡和稳定性，重心微向前移，但不失控。视线跟随右手运动轨迹移动，以确保动作的精确性和连贯性。

3）拧腰旋掌：在完成弓步穿掌之后，身体开始大幅度地向左侧转动（如是面向正前方，则转体90°左右）。具体来说，右手从之前的穿掌位置向外侧划弧，然后向上、向内划弧，左手则从胸前的位置向外侧划弧，形成一个旋转的动作。

4）转身推劈：身体继续向左转动（如果之前已经转向左侧，则这次转向右侧），同时右手从之前的旋掌位置缓缓向前方推出，形成一个推掌的动作。与此同时，左手从外侧向内侧划弧，回到身体前方，为右手提供支持。推掌时，手臂保持一定的紧张度，特别是前臂部分，以确保力量的有效传导。

（2）动作要点：屈膝分掌协调，弓步穿掌准确，拧腰旋掌迅速，转身推劈有力。

（3）功法作用：增强腿部力量，提高身体的灵活性和协调性，锻炼腰背肌肉。

28. 指裆捶

（1）动作拆解

1）转身旋掌：从预备姿势开始，身体向左转动（如是面向正前方，则转体90°左右），与此同时双手进行旋掌动作。具体来说，右手由内向外划弧，然后向上、向内划弧，左手则由外向内划弧，形成一个旋转的动作，手腕灵活转动，手指自然伸展，动作流畅有力。目光跟随右手的运动轨迹移动，以保持注意力集中和动作的协调性。

2）擦脚合臂：完成转身旋掌后，右脚轻轻向前滑动，如在地面上轻轻擦拭，称为擦脚。在此过程中，双手继续进行合臂动作。具体来说，右手从之前的旋掌位置向下、向内划弧，回到胸前高度，左手则从外侧向内侧划弧，与右手交叉合拢于胸前。这一过程中，手臂保持一定紧张度，特别是前臂部分，以确保力量的有效传导。同时，注意保持身体的平衡和稳定性，重心微向前移，但不失控。视线跟随手的动作移动，以确保动作的精确性和连贯性。

3）转身旋臂：在完成擦脚合臂之后，身体再次向右转动（如之前是向左转，则这次转向右侧）。与此同时，双手继续进行旋臂动作。具体来说，右手从之前的合臂位置向外侧划弧，然后向上、向内划弧，左手则从胸前的位置向外侧划弧，形成一个旋转的动作。

4）弓步发拳：右脚向前迈出一大步，进入弓步姿势（右膝弯曲，左腿伸直）。与此同时，右手从之前的旋臂位置迅速向前方发出一拳，称为发拳。手臂保持微屈状态，不完全伸直，以确保力量的有效传导。

（2）动作要点：转身旋掌连贯，擦脚合臂准确，转身旋臂迅速，弓步发拳有力。

（3）功法作用：提高身体的灵活性和协调性，增强上肢力量和爆发力。

29. 白猿献果

（1）动作拆解

1）转提左捋：从预备姿势开始，身体向左转动（如是面向正前方，则转体90°左右），与此同时左手进行捋的动作。具体来说，左手由外向内划弧，然后向下、向内捋动，仿佛在引导某种力量或对手的动作，手腕灵活转动，手指自然伸展，动作流畅有力，右手则保持在胸前的位置，为左手的动作提供支持，目光跟随左手的运动轨迹移动，以保持注意力集中和动作的协调性。

2）转提掤臂：完成转提左捋后，身体继续向左转动（如之前已经转向左侧，则这次转向右侧）。与此同时，右手进行掤臂的动作。具体来说，右手由内向外划弧，手臂微微弯曲，掌心朝内或斜向上，仿佛在托起某个物体。手腕灵活转动，手指自然伸展，动作流畅有力，左手则回到胸前位置，为右手的动作提供支持，注意保持身体的平衡和稳定性，重心微向前移，但不失控，视线随手的动作移动，以确保动作的精确性和连贯性。

3）提膝出拳：完成转提掤臂之后，右膝缓缓提起至髋部高度或更高一些。提膝时，保持身体的平衡和稳定性，重心稍微向前移但不要失去控制。与此同时，右手迅速向前方发出一拳，称为出拳。手臂保持微屈状态，不完全伸直，以确保力量的有效传导。

（2）动作要点：转提左捋要连贯，转提掤臂要准确，提膝出拳要有力。

（3）功法作用：提高身体的灵活性和协调性，增强上肢力量和爆发力。

30. 双推手

（1）动作拆解

1）落脚旋掌：从预备姿势开始，右脚轻向前迈出一步并落地，形成稳定的站立姿态。与此同时，双手进行旋掌动作。具体来说，右手由内向外划弧，然后向上、向内划弧，左手则由外向内划弧，形成一个旋转的动作。手腕灵活转动，手指自然伸展，动作流畅有力。目光跟随右手的运动轨迹移动，以保持注意力集中和动作的协调性。

2）虚步双推：完成落脚旋掌后，左脚轻轻向前滑动一小步，进入虚步姿势（左脚前脚掌着地，膝盖微屈，重心主要落在右腿上）。与此同时，双手向前方推出，形成双推的动作。具体来说，双手从之前的旋掌位置缓缓向前推出，掌心朝前或稍微向下，手指并拢伸直。手臂微屈状态，不完全伸直，以确保力量的有效传导。同时，肩膀放松，避免耸肩，动作流畅自然。

（2）动作要点：落脚旋掌协调，虚步双推时，两掌平推出，力达掌根。

（3）功法作用：增强腿部力量和平衡能力，提高上肢协调性和发力技巧。

31. 中盘

（1）动作拆解

1）转身挫掌：从预备姿势开始，身体向左转动（如是面向正前方，则转体90°左右），与此同时双手进行挫掌动作。具体来说，右手由内向外划弧，然后向下、向前挫动，左手则由外向内划弧，形成一个挫掌的动作，手掌心朝下或稍微向前，手指自然伸展。手腕灵活转动，动作流畅有力。目光随右手的运动轨迹移动，以保持注意力集中和动作的协调性。

2）翻转挫掌：完成转身挫掌后，双手继续进行翻转挫掌的动作。具体来说，右手从之前的挫掌位置翻转，掌心朝上或斜向上，然后再次挫动，左手则从外侧向内侧翻转，掌心朝下或稍微向前，形成一个翻转挫掌的动作。手腕灵活转动，手指自然伸展，动作流畅有力。注意保持身体的平衡和稳定性，重心微向前移，但不失控。

3）转身穿掌：在完成翻转挫掌之后，身体再次向右转动（如之前是向左转，则这次转向右侧）。与此同时，右手进行穿掌动作。具体来说，右手从之前的挫掌位置向前方穿出，手臂伸直但不过分僵硬，掌心朝前或稍微向下。左手则保持在胸前的高度，为右手的动作提供支持。这一过程中，注意保持身体的平衡和稳定性，重心稍向前移，但不失控。

4）绕臂擦掌：完成转身穿掌后，双手进行绕臂擦掌动作。具体来说，右手从穿掌位置向外侧划弧，然后向下、向内划弧，回到胸前高度，左手则由外向内划弧，绕过右手，形成一个交叉的动作，手腕灵活转动，手指自然伸展，动作流畅有力，注意保持身体的平衡和稳定性，重心微向前移，但不失控。

5）马步提手：双脚分开与肩同宽或略宽，膝盖弯曲，形成稳固的马步姿势。与此同时，双手从之前的绕臂擦掌位置缓缓提起至胸前高度，掌心相对或稍微朝上，手指自然伸展。手臂保持一定紧张度，特别是前臂部分，以确保力量的有效传导。

（2）动作要点：转身挫掌连贯，翻转挫掌迅速，转身穿掌准确，绕臂擦掌协调，马步提手稳定。

（3）功法作用：提高身体的灵活性和协调性，增强腰背力量和腿部力量。

32. 前招

（1）动作拆解

1）转腰旋腕：从预备姿势开始，身体向左转动（如是面向正前方，则转体90°左右），与此同时双手进行旋腕动作。具体来说，右手由内向外划弧，然后向上、向内旋转手腕，左手则由外向内划弧，形成一个旋腕的动作。手腕灵活转动，手指自然伸展，动作流畅有力。目光随右手的运动轨迹移动，以保持注意力集中和动作的协调性。细节补充，在转腰时，确保腰部的力量带动整个上半身的旋转，保持脊柱挺直。旋腕动作需要手腕灵活转动，手臂保持自然放松但有一定紧张度，以确保力量的有效传导。呼吸调节，通常在转腰时吸气，在旋腕时呼气，这有助于增加动作的舒展度和能量传递。

2）虚步摆掌：完成转腰旋腕后，左脚轻轻向前滑动一小步，进入虚步姿势（左脚前脚掌着地，膝盖微屈，重心主要落在右腿上）。与此同时，双手进行摆掌的动作。具体来说，右手从之前的旋腕位置向外侧划弧，然后向下、向内划弧，回到胸前高度，左手则由外向内划弧，形成一个摆掌的动作，即手掌心朝内或斜向上，手指自然伸展，手腕灵活转动，动作流畅而有力，注意保持身体的平衡和稳定性，重心微向前移，但不失去控制。

（2）动作要点：转腰旋腕要协调，虚步摆掌要准确，力达指尖。

（3）功法作用：提高身体的灵活性和协调性，增强上肢的灵活性。

33. 后招

（1）动作拆解

1）转腰活步：从预备姿势开始，身体向右转动（如是面向正前方，则转体90°左右），与此同时进行活步动作。具体来说，右脚轻轻向前迈出一小步，然后左脚迅速跟进，形成一个灵活的步伐变化，腰部的转动带动整个上半身的旋转，保持脊柱挺直，双手自然放松，随身体的转动而轻微摆动，以保持平衡和协调。目光可以跟随身体的运动轨迹移动，确保注意力集中和动作流畅。

2）虚步摆掌：完成转腰活步后，右脚轻轻向后滑动一小步，进入虚步姿势（右脚前脚掌着地，膝盖微屈，重心主要落在左腿上）。与此同时，双手进行摆掌的动作。具体来说，右手从之前的自然放松位置向外侧划弧，然后向下、向内划弧，回到胸前高度，左手则由外向内划弧，形成一个摆掌的动作，手掌心朝内或斜向上，手指自然伸展。手腕灵活转动，动作流畅有力，注意保持身体的平衡和稳定性，重心微向后移，但不失控。

（2）动作要点：转腰活步协调，虚步摆掌准确，力达指尖。

（3）功法作用：提高身体的灵活性和协调性，增强上肢的灵活性。

34. 右野马分鬃

（1）动作拆解

1）转腰绕臂：从预备姿势开始，身体向右转动（如是面向正前方，则转体90°左右），与此同时双手进行绕臂动作。具体来说，右手由内向外划弧，然后向上、向外绕动；左手则由外向内划弧，形成一个绕臂的动作，手腕灵活转动，手指自然伸展，动作流畅有力。目光跟随右手的运动轨迹移动，以保持注意力集中和动作的协调性。

2）提膝绕臂：完成转腰绕臂后，右膝缓缓提起至髋部高度或更高，提膝时，保持身体的平衡和稳定性，重心微向前移，但不失控。与此同时，双手继续进行绕臂的动作。具体来说，右手从之前的绕臂位置继续向上、向外绕动；左手则从内侧向外侧划弧，形成一个相对的绕臂动作，手腕灵活转动，手指自然伸展，使动作显得流畅而有力。

3）马步穿掌：在完成提膝绕臂之后，右脚轻轻落地，进入马步姿势（双脚分开与肩同宽或略宽，膝盖弯曲，重心下沉）。与此同时，右手进行“穿掌”动作。具体来说，右手从之前的绕臂位置向前方穿出，手臂伸直但不过分僵硬，掌心朝前或稍微向下；左手则保持在胸前的高度，为右手提供支持。这一过程中，注意保持身体的平衡和稳定性，重心微向前移，但不失控。

（2）动作要点：转腰绕臂协调，提膝绕臂迅速，马步穿掌准确，力达掌尖。

（3）功法作用：提高身体的灵活性和协调性，增强腿部力量和上肢的灵活性。

35. 左野马分鬃

（1）动作拆解

1）提膝旋掌：从预备姿势开始，左膝缓缓提起至髋部高度或更高。提膝时，保持身体的平衡和稳定性，重心微向前移但不失控。与此同时，双手进行旋掌动作。具体来说，右手由内向外划弧，然后向上、向内旋转手腕，左手则由外向内划弧，形成一个旋掌的动作，手腕灵活转动，手指自然伸展，动作流畅有力，目光跟随左手的运动轨迹移动，以保持注意力集中和动作的协调性。

2）马步穿掌：完成提膝旋掌后，左脚轻轻落地，进入马步姿势（双脚分开与肩同宽或略宽，膝盖弯曲，重心下沉）。与此同时，左手进行穿掌动作。具体来说，左手从之前的旋掌位置向前方穿出，手臂伸直但不过分僵硬，掌心朝前或稍微向下。右手则保持在胸前的高度，为左手提供支持。

这一过程中，注意保持身体的平衡和稳定性，重心微向前移，但不失控。

（2）动作要点：提膝旋掌协调，马步穿掌准确，力达掌尖。

（3）功法作用：提高身体的灵活性和协调性，增强腿部力量和上肢的灵活性。

36. 摆莲跌叉

（1）动作拆解

1）转身旋掌：从预备姿势开始，身体向左转动（如是面向正前方，则转体90°左右），与此同时双手进行旋掌动作。具体来说，右手由内向外划弧，然后向上、向内旋转手腕，左手则由外向内划弧，形成一个旋掌的动作，手腕灵活转动，手指自然伸展，动作流畅有力，目光跟随右手的运动轨迹移动，以保持注意力集中和动作的协调性。转腰时，确保腰部的力量带动整个上半身的旋转，保持脊柱挺直。旋掌动作需要手腕灵活转动，手臂保持自然放松但有一定紧张度，以确保力量的有效传导。

2）转身下按：完成转身旋掌后，身体继续向左转动（如果之前已经转向左侧，则这次转向右侧）。与此同时，双手进行下按的动作。具体来说，双手从之前的旋掌位置向下按压，掌心朝下或斜向下，手指自然伸展，手腕灵活转动，动作流畅有力。注意保持身体的平衡和稳定性，重心稍微向前移，但不失控。

3）摆腿拍脚：完成收脚摆掌后，右腿缓缓抬起并向外侧摆动，同时左手轻轻拍击右脚背。这一过程中，注意保持身体的平衡和稳定性，重心微向左移，但不失控。右手则保持在胸前的高度，为左手提供支持，目光随右腿的运动轨迹移动，以保持注意力集中和动作的协调性。

4）震脚握拳：完成摆腿拍脚后，右脚迅速落地，形成震脚动作。与此同时，双手进行握拳的动作。具体来说，双手从之前的摆掌位置迅速握拳，并放在身体两侧，注意保持身体的平衡和稳定性，重心微向下沉，但不失控。

5）跌叉穿拳：将右手向前方穿出，形成穿拳的动作。具体来说，右腿向前伸直，左腿向后伸直，身体尽量贴近地面，形成跌叉姿势。与此同时，右手从之前的握拳位置向前方穿出，手臂伸直但不过分僵硬，掌心朝前或稍微向下，左手则保持在胸前的高度，为右手提供支持，注意保持身体的平衡和稳定性，重心稍微向前移，但不要失去控制。

（2）动作要点：转身旋掌协调，转身下按要迅速，收脚摆掌准确，摆腿拍脚有力，震脚握拳稳定，跌叉穿拳准确。

（3）功法作用：提高身体的灵活性和协调性，增强腿部力量和平衡能力。

37. 左右金鸡独立

（1）动作拆解

1）弓步举拳：从预备姿势开始，右脚向前迈出一大步，进入弓步姿势（右膝弯曲，左腿伸直）。与此同时，双手进行举拳动作。具体来说，右手从胸前位置向上举起，拳头紧握，手臂伸直但不过分僵硬，左手则保持在腰间或胸前的高度，为右手提供支持，注意保持身体的平衡和稳定性，重心微向前移，但不失控。

2）独立穿掌：完成弓步举拳后，左脚轻轻抬起，进入独立姿势（左膝弯曲，左脚抬至髋部高度或更高）。与此同时，右手进行穿掌动作。具体来说，右手从之前的举拳位置向前方穿出，手臂伸直但不过分僵硬，掌心朝前或稍微向下。左手则保持在腰间或胸前的高度，为右手提供支持，注意保持身体的平衡和稳定性，重心微向前移，但不失控。

3）踏脚按掌：完成独立穿掌后，左脚轻轻落地，回到弓步姿势。与此同时，双手进行按掌的动作。具体来说，右手从之前的穿掌位置向下按压，掌心朝下或斜向下，手指自然伸展，左手则从腰间或胸前位置向下按压，形成一个按掌的动作。手腕灵活转动，动作流畅有力。注意保持身体的平衡和稳定性，重心微向前移，但不失控。

4）擦脚摆掌：完成踏脚按掌后，右脚轻轻向前滑动一小步，仿佛在地面上轻轻擦拭，称为擦脚。与此同时，双手进行摆掌的动作。具体来说，右手从之前的按掌位置向外侧划弧，然后向下、向内划弧，回到胸前高度，左手则由外向内划弧，形成一个摆掌的动作，手掌心朝内或斜向上，手指自然伸展，手腕灵活转动，动作流畅有力，注意保持身体的平衡和稳定性，重心微向前移，但不失控。

5）收脚收掌：完成擦脚摆掌后，右脚轻轻收回至左脚旁边，进入并步姿势。与此同时，双手进行收掌的动作。具体来说，双手从之前的摆掌位置收回至胸前高度，掌心相对或稍微朝上，手指自然伸展，手腕灵活转动，动作流畅有力。注意保持身体的平衡和稳定性，重心微向前移，但不失控。

6）独立穿掌：将右手向前方穿出，形成穿掌的动作。具体来说，左脚轻轻抬起，进入独立姿势（左膝弯曲，左脚抬至髋部高度或更高）。与此同时，右手从之前的收掌位置向前方穿出，手臂伸直但不过分僵硬，掌心朝前或稍微向下。左手则保持在胸前的高度，为右手提供支持。这一过程中，注意保持身体的平衡和稳定性，重心微向前移，但不失控。

（2）动作要点：弓步举拳协调，独立穿掌准确，踏脚按掌稳定，擦脚摆掌迅速，收脚收掌准确，独立穿掌有力。

（3）功法作用：提高身体的灵活性和协调性，增强腿部力量和平衡能力。

38. 倒卷肱

（1）动作拆解

1）马步展臂：从预备姿势开始，双脚分开与肩同宽或略宽，膝盖弯曲，重心下沉，形成稳固的马步姿势。与此同时，双手从胸前位置向外侧展开，手臂伸直但不过分僵硬，掌心朝下或稍微向前，手指自然伸展。这一过程中，手腕灵活转动，动作流畅有力。目光注视前方，以保持注意力集中和动作的协调性。

2）退步推掌：完成马步展臂后，右脚轻轻向后撤一步，进入虚步姿势（右脚前脚掌着地，膝盖微屈，重心主要落在左腿上）。与此同时，双手进行推掌的动作。具体来说，双手从之前的展臂位置向前方推出，掌心朝前或稍微向下，手指自然伸展，手腕灵活转动，动作流畅有力，注意保持身体的平衡和稳定性，重心微向后移，但不失控。

3）退步推掌：完成退步推掌后，左脚轻轻向后撤一步，进入新的虚步姿势（左脚前脚掌着地，膝盖微屈，重心主要落在右腿上）。与此同时，双手继续进行推掌的动作。具体来说，双手从之前的推掌位置继续向前方推出，掌心朝前或稍微向下，手指自然伸展，手腕灵活转动，动作流畅有力，注意保持身体的平衡和稳定性，重心微向后移，但不失控。

（2）动作要点：退步平稳，两手推出的力度均匀，保持身体的协调性。

（3）功法作用：增强腿部肌肉，提高身体的灵活性和协调性，锻炼退防技巧。

39. 退步压肘

（1）动作拆解

1）转身旋掌：从预备姿势开始，身体向左转动（如是面向正前方，则转体90°左右），与此同时双手进行旋掌动作。具体来说，右手由内向外划弧，然后向上、向内旋转手腕，左手则由外向内划弧，形成一个旋掌的动作，手腕灵活转动，手指自然伸展，动作流畅有力，目光随右手的运动轨迹移动，以保持注意力集中和动作的协调性。

2）转体摆掌：完成转身旋掌后，身体继续向左转动（如之前已经转向左侧，则这次转向右侧）。与此同时，双手进行摆掌的动作。具体来说，右手从之前的旋掌位置向外侧划弧，然后向下、向内划弧，回到胸前高度，左手则由外向内划弧，形成一个摆掌的动作，手掌心朝内或斜向上，手指自然伸展，手腕灵活转动，动作流畅有力，注意保持身体的平衡和稳定性，重心微向前移，但不失控。

3）退步横击：完成转体摆掌后，右脚轻轻向后撤一步，进入虚步姿势（右脚前脚掌着地，膝盖微屈，重心主要落在左腿上），与此同时，双手进行横击的动作。具体来说，双手从之前的摆掌位置向两侧横向推出，掌心朝外或稍微向前，手指自然伸展，手腕灵活转动，动作流畅有力，注意保持身体的平衡和稳定性，重心稍微向后移，但不失控。

（2）动作要点：转身迅速，退步横击有力，保持身体的稳定性。

（3）功法作用：提高身体的灵活性和协调性，增强上肢的攻击力。

40. 擦脚

（1）动作拆解

1）转身旋掌：从预备姿势开始，身体向左转动（如是面向正前方，则转体90°左右），与此同时双手进行旋掌动作。具体来说，右手由内向外划弧，然后向上、向内旋转手腕，左手则由外向内划弧，形成一个旋掌的动作，手腕灵活转动，手指自然伸展，动作流畅而有力，目光跟随右手的运动轨迹移动，以保持注意力集中和动作的协调性。

2）转体摆掌：完成转身旋掌后，身体继续向左转动（如之前已经转向左侧，则这次转向右侧）。与此同时，双手进行摆掌的动作。具体来说，右手从之前的旋掌位置向外侧划弧，然后向下、向内划弧，回到胸前高度，左手则由外向内划弧，形成一个摆掌的动作，手掌心朝内或斜向上，手指自然伸展，手腕灵活转动，动作流畅有力，注意保持身体的平衡和稳定性，重心微向前移，但不失控。

3）退步横击：完成转体摆掌后，右脚轻轻向后撤一步，进入虚步姿势（右脚前脚掌着地，膝盖微屈，重心主要落在左腿上）。与此同时，双手进行横击的动作。具体来说，双手从之前的摆掌位置向两侧横向推出，掌心朝外或稍微向前，手指自然伸展，手腕灵活转动，动作流畅有力，注意保持身体的平衡和稳定性，重心微向后移，但不失控。

（2）动作要点：转身迅速，歇步稳定，分脚拍掌协调。

（3）功法作用：提高身体的灵活性和协调性，增强下肢的力量。

41. 蹬一跟

（1）动作拆解

1）转身叠腕：从预备姿势开始，身体向右转动（如是面向正前方，则转体90°左右），与此同时双手进行叠腕的动作。具体来说，右手由内向外划弧，然后向上、向内旋转手腕；左手则由外向内划弧，形成一个叠腕的动作，手腕灵活转动，手指自然伸展，动作流畅而有力。目光随右手的运动轨迹移动，以保持注意力集中和动作的协调性。

2）撩拳揣脚：完成转身叠腕后，右脚轻轻抬起并向外侧摆动，同时右手进行撩拳的动作，左手进行揣脚的动作，注意保持身体的平衡和稳定性，重心稍向左移，但不失控。

（2）动作要点：转身迅速，撩拳和揣脚有力，保持身体的协调性。

（3）功法作用：提高身体的灵活性和协调性，增强下肢的攻击力。

42. 海底翻花

（1）动作拆解

1）屈膝旋臂：从预备姿势开始，膝盖微微弯曲，重心稍微下沉，进入半蹲姿势。与此同时，双手进行旋臂的动作。具体来说，右手由内向外划弧，然后向上、向内旋转手腕，左手则由外向内划弧，形成一个旋臂的动作，手腕灵活转动，手指自然伸展，动作流畅而有力。目光跟随右手的运动轨迹移动，以保持注意力集中和动作的协调性。

2）提膝翻臂：完成屈膝旋臂后，左膝缓缓提起至髋部高度或更高，提膝时，保持身体的平衡和稳定性，重心稍微向前移，但不要失控。与此同时，双手进行翻臂的动作。具体来说，右手从之前的旋臂位置继续向上、向外旋转手腕，左手则由内向外翻转，形成一个翻臂的动作。手腕灵活转动，手指自然伸展，动作流畅而有力。目光随手的动作移动，以保持注意力集中和动作的协调性。

（2）动作要点：屈膝和提膝迅速，旋臂和翻臂有力，保持身体的稳定性。

（3）功法作用：提高身体的灵活性和协调性，增强上肢的攻击力。

43. 击地捶

（1）动作拆解

1）落脚落拳：从预备姿势开始，右脚轻轻向前迈出一步，脚掌着地，膝盖微微弯曲。与此同时，右手进行落拳的动作。具体来说，右手从胸前位置向下、向前挥动，拳头紧握，手臂伸直但不过分僵硬，左手则保持在胸前的位置，为右手提供支持，手腕灵活转动，手指自然伸展，动作流畅而有力，目光随右手的运动轨迹移动，以保持注意力集中和动作的协调性，在落脚时，确保脚步轻盈且稳定，避免用力过猛或过轻，以免失去平衡，落拳动作需要手腕灵活转动，手臂保持自然放松但有一定紧张度，确保力量的有效传导。

2）提脚举拳：完成落脚落拳后，左脚轻轻抬起并向内侧提起至髋部高度或更高。提膝时，保持身体的平衡和稳定性，重心微向前移但不失控。与此同时，右手进行举拳的动作。具体来说，右手从之前的落拳位置向上举起，拳头紧握，手臂伸直但不过分僵硬，左手则保持在胸前的高度，为右手提供支持。这一过程中，手腕应灵活转动，使动作显得流畅而有力，目光随手的动作移动，以保持注意力集中和动作的协调性。

3）弓步举拳：完成提脚举拳后，左脚轻轻向前迈出一大步，进入弓步姿势（左膝弯曲，右腿伸直）。与此同时，右手继续保持举拳的动作。具体来说，右手从之前的举拳位置继续向上举起，拳头紧握，手臂伸直但不过分僵硬，左手则保持在胸前的高度，为右手提供支持，这一过程中，注意保持身体的平衡和稳定性，重心微向前移，但不失控。

（2）动作要点：落脚和提脚迅速，举拳有力，保持身体的协调性。

（3）功法作用：提高身体的灵活性和协调性，增强上肢的攻击力。

44. 翻身二起脚

（1）动作拆解

1）翻转举拳：从预备姿势开始，身体向左转动（如是面向正前方，则转体90°左右），与此同时右手进行举拳的动作。具体来说，右手从胸前位置向上举起，拳头紧握，手臂伸直但不过分僵硬，左手则保持在胸前的高度，为右手提供支持，手腕灵活转动，手指自然伸展，动作流畅而有力。目光随右手的运动轨迹移动，以保持注意力集中和动作的协调性。

2）腾起拍脚：完成举拳后，保持举拳姿势，重心稍微下沉，右脚轻轻抬起并向外侧摆动，保持膝盖弯曲，脚尖朝下，腾起时，重心微向左移，但不失控。双手从举拳位置迅速分开，并在胸前高度向前下方拍击右脚背，步伐轻盈且稳定，避免用力过猛或过轻，确保动作流畅有力。

（2）动作要点：翻转迅速，腾起拍脚有力，保持身体的协调性。

（3）功法作用：提高身体的灵活性和协调性，增强下肢的攻击力。

45. 双震脚

（1）动作拆解

1）两脚并拢，身体直立：从预备姿势开始，双脚并拢，膝盖微微弯曲，重心均匀分布在双脚上。身体保持直立状态，脊柱挺直，双肩放松，胸部含蓄，腹部微收。双手自然垂于身体两侧，目光平视前方，保持注意力集中和动作的协调性。细节补充：双脚并拢时，确保双脚的脚尖对齐，重心均匀分布在双脚上。

2）两脚跟提起，随即下震：完成两脚并拢，身体直立后，双脚脚跟轻轻抬起，整个身体重量集中在脚掌上。紧接着，迅速将脚跟放下，产生震动效果。这一过程中，注意保持身体的平衡和稳定性，重心微下沉，但不失控。双手可以根据需要配合动作进行相应的调整（如自然垂放或放在胸前）。提起脚跟时，确保动作轻盈且有控制，避免突然用力导致失去平衡。下震时，脚跟迅速落地，产生明显的震动效果，但要注意控制力度，避免过度用力造成伤害，注视前方，以保持注意力集中和动作的精确性。

（2）动作要点：提起脚跟时，身体保持中正，下震时，力从脚跟发出，全身震动。

（3）功法作用：增强脚部力量，提高身体的稳定性和爆发力。

46. 蹬脚

（1）动作拆解

1）单腿站立，另一腿向前上方蹬出：从预备姿势开始，选择一只脚（如右脚）作为支撑脚，保持单腿站立。另一只脚（左脚）则轻轻抬起，并向前上方蹬出。具体来说，左脚从地面抬起，膝盖弯曲，然后迅速伸直，向前上方蹬出。这一过程中，保持身体的平衡和稳定性，重心集中在支撑脚上，目光注视前方或跟随蹬出的脚移动，以保持注意力集中和动作的协调性。

2）蹬出腿要伸直，脚跟用力：完成单腿站立，另一腿向前上方蹬出后，确保蹬出腿完全伸直，并用脚跟发力。具体来说，当左脚向前上方蹬出时，膝盖要伸直，脚尖朝前，脚跟用力。这一过程中，注意保持身体的平衡和稳定性，重心微向前移，但不失控。保持腿部的伸展和力量的传导。在蹬出腿伸直的基础上，用脚跟发力，注意脚掌的力度分布，避免过度用力造成伤害，双手可以自然垂放或放在胸前，保持与动作的协调性。

（2）动作要点：支撑腿要稳，蹬出腿迅速有力，力达脚跟。

（3）功法作用：提高腿部力量和灵活性，增强身体的协调性和平衡能力。

47. 玉女穿梭

（1）动作拆解

1）转身捋手，两手交叉于胸前：从预备姿势开始，身体向右转动（如是面向正前方，则转体90°左右），与此同时双手进行捋手的动作。具体来说，右手由内向外划弧，然后向下、向内捋动，左手则由外向内划弧，形成一个捋手的动作。在捋手完成后，双手交叉于胸前，右手在外，左手在内，这一过程中，手腕灵活转动，手指自然伸展，动作流畅而有力，目光跟随右手的运动轨迹移动，以保持注意力集中和动作的协调性。

2）跟步转体，掌平摆：完成转身捋手，两手交叉于胸前后，左脚向前迈出一小步，进入跟步姿势（左脚前脚掌着地，膝盖微屈，重心主要落在右腿上）。与此同时，身体继续向右转动约90°，并将双手从胸前位置平摆展开，掌心朝下或稍微向前，手指自然伸展，注意保持身体的平衡和稳定性，重心微向前移，但不失控。

3）弓步上架前推掌：完成跟步转体，掌平摆后，右脚向前迈出一大步，进入弓步姿势（右膝弯曲，左腿伸直），与此同时，双手进行上架前推掌的动作。具体来说，右手向上举起，手掌向上，形成上架姿势，左手向前推出，掌心朝前，手指自然伸展，这一过程中，注意保持身体的平衡和稳定性，重心微向前移，但不失控。

（2）动作要点：转身迅速，跟步灵活，推掌准确有力。

（3）功法作用：提高身体的灵活性和协调性，增强上肢的攻击力。

48. 顺莺肘

（1）动作拆解

1）扣脚掩掌接抱球：从预备姿势开始，左脚向内侧轻轻转动（扣脚），同时双手进行掩掌的动作。具体来说，右手由外向内划弧，然后向下、向前掩护，左手则由内向外划弧，形成一个掩掌的动作。在掩掌完成后，双手交叉于胸前，右手在外，左手在内，形成抱球的姿势，手腕灵活转动，手指自然伸展，动作流畅而有力。目光随右手的运动轨迹移动，以保持注意力集中和动作的协调性。

2）迈步跟脚连摆手：完成扣脚掩掌接抱球后，右脚向前迈出一步，进入弓步姿势（右膝弯曲，左腿伸直）。与此同时，双手进行连摆手的动作。具体来说，右手从抱球位置向前上方摆动，左手则向后下方摆动，形成一个连贯的摆手动作。这一过程中，注意保持身体的平衡和稳定性，重心微向前移，但不失控。

3）捶居肘下前劈掌：完成迈步跟脚连摆手后，左脚向前迈出一小步，进入跟步姿势（左脚前脚掌着地，膝盖微屈，重心主要落在右腿上）。与此同时，右手进行前劈掌的动作，左手则保持在肘下的位置，作为辅助支撑。具体来说，右手从之前的摆手位置迅速向前劈出，掌心朝下或稍微向前，手指自然伸展。这一过程中，注意保持身体的平衡和稳定性，重心微向前移，但不失控。

（2）动作要点：动作连贯，摆手迅速，劈掌有力。

（3）功法作用：增强上肢力量，提高身体的协调性和爆发力。

49. 裹鞭炮

（1）动作拆解

1）两掌叠抱于胸前：从预备姿势开始，双脚分开与肩同宽，膝盖微微弯曲，重心均匀分布在双脚上，双手在胸前交叉叠抱，右手在外，左手在内，掌心相对或稍微朝内手腕灵活转动，手指自然伸展，动作流畅而有力，目光可以平视前方，保持注意力集中和动作的协调性。

2）右上摆踢臂分展：完成两掌叠抱于胸前后，右脚轻轻抬起并向外侧摆动，同时右手向上摆动并展开。具体来说，右脚轻轻抬起，膝盖弯曲，然后迅速伸直，向外侧摆动，与此同时，右手从叠抱位置向上摆动，并向右侧展开，形成一个分展的动作，左手则保持在胸前的位置，为右手提供支持，注意保持身体的平衡和稳定性，重心微向左移，但不失控。

3）单腿支撑微弯曲：完成右上摆踢臂分展后，左脚作为支撑脚，保持单腿站立。左膝微微弯曲，保持身体的平衡和稳定性，与此同时，右脚轻轻收回并保持悬空状态，右手继续保持分展姿势，左手则保持在胸前的位置，注意保持身体的平衡和稳定性，重心集中在支撑脚上。

（2）动作要点：叠抱要紧，摆踢要迅速，支撑腿要稳。

（3）功法作用：提高腿部力量和灵活性，增强身体的协调性和平衡能力。

50. 雀地龙

（1）动作拆解

1）转体叉掌抱胸前：从预备姿势开始，身体向左转动（如果是面向正前方，则转体90°左右），与此同时双手进行叉掌的动作。具体来说，右手由外向内划弧，然后向下、向前叉掌；左手则由内向外划弧，形成一个叉掌的动作。在叉掌完成后，双手交叉于胸前，右手在外，左手在内，形成抱球的姿势，这一过程中，手腕灵活转动，手指自然伸展，动作流畅而有力，目光随右手的运动轨迹移动，以保持注意力集中和动作的协调性。

2）左上摆踢臂分展：完成转体叉掌抱胸前后，左脚轻轻抬起并向外侧摆动，同时左手向上摆动并展开。具体来说，左脚轻轻抬起，膝盖弯曲，然后迅速伸直，向外侧摆动。与此同时，左手从叠抱位置向上摆动，并向左侧展开，形成一个分展的动作。右手则保持在胸前的位置，为左手提供支持，注意保持身体的平衡和稳定性，重心微向右移，但不失控。

3）单腿支撑微弯屈：完成左上摆踢臂分展后，右脚作为支撑脚，保持单腿站立，右膝微微弯曲，保持身体的平衡和稳定性。与此同时，左脚轻轻收回并保持悬空状态，左手继续保持分展姿势，右手则保持在胸前的位置，注意保持身体的平衡和稳定性，重心集中在支撑脚。

（2）动作要点：转体要迅速，摆踢要有力，支撑腿要稳。

（3）功法作用：提高腿部力量和灵活性，增强身体的协调性和平衡能力。

51. 上步七星

（1）动作拆解

1）弓腿举拳：从预备姿势开始，选择一只脚（如右脚）向前迈出一大步，进入弓步姿势（右膝弯曲，左腿伸直）。与此同时，右手进行举拳的动作，具体来说，右手从胸前位置向上举起，拳头紧握，手臂伸直但不过分僵硬，左手则保持在胸前的高度，为右手提供支持。手腕灵活转动，手指自然伸展，动作流畅而有力，目光随右手的运动轨迹移动，以保持注意力集中和动作的协调性。

2）虚步架拳：完成弓腿举拳后，左脚轻轻向前迈出一小步，进入虚步姿势（左脚前脚掌着地，膝盖微屈，重心主要落在右腿上），与此同时，右手进行架拳的动作，将拳架于胸前，具体来说，右手从之前的举拳位置向下、向内旋转，架于胸前，拳头紧握，手臂略弯曲但不过分紧张，左手则保持在胸前的高度，为右手提供支持，注意保持身体的平衡和稳定性，重心稍向前移，但不失控。

3）翻腕的同时，撑掌：完成虚步架拳后，右手进行翻腕撑掌的动作。具体来说，右手从架拳位置向外侧翻转，手掌朝外，手指自然伸展，形成撑掌的姿势。与此同时，左手保持在胸前的位置，为右手提供支持，注意保持身体的平衡和稳定性，重心集中在支撑脚。

4）翻腕架拳：完成翻腕撑掌后，右手再次进行翻腕的动作，然后将拳架于胸前，具体来说，右手从撑掌位置向内侧翻转，拳头紧握，手臂略弯曲但不过分紧张，重新架于胸前，左手则保持在胸前的高度，为右手提供支持，注意保持身体的平衡和稳定性，重心集中在支撑脚。

（2）动作要点：动作要连贯，弓步和虚步要稳定，举拳和架拳要有力。

（3）功法作用：提高下肢力量和稳定性，增强上肢的协调性和爆发力。

52. 退步跨虎

（1）动作拆解

1）退步分掌：从预备姿势开始，选择一只脚（如右脚）向后退一步，进入退步姿势（右脚后退，膝盖微屈，重心稍微后移）。与此同时，双手进行分掌的动作。具体来说，右手由内向外划弧，然后向前伸展；左手则由外向内划弧，向后伸展，形成一个分掌的动作手腕，灵活转动，手指自然伸展，动作流畅而有力。目光随右手的运动轨迹移动，以保持注意力集中和动作的协调性。

2）丁步合掌：完成退步分掌后，左脚轻轻向前迈出一小步，进入丁步姿势（左脚前脚掌着地，膝盖微屈，重心主要落在右腿上）。与此同时，双手进行合掌的动作，将双手合于胸前，具体来说，双手从之前的分掌位置向内合拢，掌心相对或稍微朝内，手指自然伸展，形成合掌的姿势，注意保持身体的平衡和稳定性，重心稍微向前移，但不失控。

（2）动作要点：退步平稳，分掌和合掌准确，保持身体中正。

（3）功法作用：提高身体的灵活性和协调性，增强下肢的稳定性。

53. 转身摆莲

（1）动作拆解

1）转身旋掌：从预备姿势开始，身体向左转动（如果是面向正前方，则转体90°左右），与此同时双手进行旋掌的动作。具体来说，右手由内向外划弧，然后向上旋转，左手则由外向内划弧，形成一个相对的旋掌动作。这一过程中，手腕灵活转动，手指自然伸展，动作流畅而有力，目光随右手的运动轨迹移动，以保持注意力集中和动作的协调性。

2）提膝分手：完成转身旋掌后，左膝缓缓提起至髋部高度或更高，提膝时，保持身体的平衡和稳定性，重心稍向前移，但不失控。与此同时，双手进行分手的动作。具体来说，右手继续向上旋转并向右侧展开，左手则向下旋转并向左侧展开，形成一个分掌的动作，注意保持身体的平衡和稳定性，重心微向前移，但不失控。

3）落脚摆掌：完成提膝分手后，左脚轻轻落下，恢复到站立姿势，与此同时，双手进行摆掌的动作。具体来说，右手从之前的展开位置向右下方摆动，左手则从之前的展开位置向左下方摆动，形成一个摆掌的动作，注意保持身体的平衡和稳定性，重心均匀分布在双脚。

4）摆莲拍脚：完成落脚摆掌后，右腿迅速抬起并向外侧摆动，形成摆莲的动作。与此同时，双手进行拍脚的动作。具体来说，右手从之前的摆掌位置迅速向下拍击右脚背，左手则保持在胸前的位置，为右手提供支持，注意保持身体的平衡和稳定性，重心微向左移，但不失控。

（2）动作要点：转身要迅速，提膝和落脚要稳定，摆掌和拍脚要有力。

（3）功法作用：提高身体灵活性和协调性，增强下肢的力量和平衡能力。

54. 当头炮

（1）动作拆解

1）落脚后推掌：从预备姿势开始，选择一只脚（如右脚）轻轻向前迈出一步，恢复到站立姿势。与此同时，双手进行后推掌的动作。具体来说，右手从胸前位置向后推掌，手臂伸直但不过分僵硬，左手则保持在胸前的高度，为右手提供支持，手腕灵活转动，手指自然伸展，动作流畅而有力，目光随右手的运动轨迹移动，以保持注意力集中和动作的协调性。在落脚时，右脚轻轻向前迈出一步，膝盖微微弯曲，重心均匀分布在双脚上，保持脊柱挺直。后推掌动作需要手腕灵活转动，手臂保持自然放松但有一定紧张度，以确保力量的有效传导。

2）坐腿收拳：完成落脚后推掌后，左腿屈膝坐下，重心移到左腿，形成坐腿姿势。与此同时，右手进行收拳的动作，具体来说，右手从之前的后推掌位置收回至腰侧，拳头紧握，手臂略弯曲但不过分紧张，左手保持在胸前的高度，为右手提供支持，注意保持身体的平衡和稳定性，重心集中在左腿。

3）马步掤打：完成坐腿收拳后，双腿分开与肩同宽，进入马步姿势（两膝弯曲，重心均匀分布在双脚上）。与此同时，右手进行掤打的动作。具体来说，右手从腰侧迅速向前推出，形成棚打的姿势，左手则保持在胸前的高度，为右手提供支持，注意保持身体的平衡和稳定性，重心均匀分布在双脚。

（2）动作要点：落脚和推掌协调，坐腿和收拳准确，马步和掤打有力。

（3）功法作用：提高身体的灵活性和协调性，增强上肢的攻击力。

55. 左金刚捣碓

（1）动作拆解

1）旋掌左捋：从预备姿势开始，双手进行旋掌的动作。具体来说，右手由内向外划弧，然后向左侧旋转，左手则由外向内划弧，形成一个相对的旋掌动作。在旋掌完成后，双手同时向左侧捋动，保持手腕灵活转动，手指自然伸展，使动作显得流畅而有力，目光随右手的运动轨迹移动，以保持注意力集中和动作的协调性。

2）弓步前棚：完成旋掌左捋后，右脚向前迈出一大步，进入弓步姿势（右膝弯曲，左腿伸直）。与此同时，双手进行前掤的动作。具体来说，右手从之前的捋动位置向前推出，形成前掤的姿势，左手则保持在胸前的高度，为右手提供支持，注意保持身体平衡和稳定性，重心微前移，但不失控。

3）虚步撩掌：完成弓步前掤后，左脚轻轻向前迈出一小步，进入虚步姿势（左脚前脚掌着地，膝盖微屈，重心主要落在右腿上）。与此同时，右手进行撩掌的动作。具体来说，右手从之前的前棚位置向上撩起，手掌朝上，手指自然伸展，左手则保持在胸前的高度，为右手提供支持，注意保持身体的平衡和稳定性，重心微向前移，但不失控。

4）震脚砸拳：完成虚步撩掌后，右脚迅速向下跺地（震脚）。与此同时，右手进行“砸拳”的动作。具体来说，右手从之前的撩掌位置向下砸拳，拳头紧握，手臂略弯曲但不过分紧张，左手则保持在胸前的高度，为右手提供支持，注意保持身体的平衡和稳定性，重心集中在支撑脚。

（2）动作要点：旋掌和捋协调，弓步和前掤准确，虚步和撩掌稳定，震脚和砸拳有力。

（3）功法作用：提高身体的灵活性和协调性，增强下肢的力量和上肢的爆发力。

56. 收势

（1）动作拆解

1）并步直立：双脚缓缓并拢，两脚的内侧紧贴在一起，形成一个稳定的站立姿势，与此同时，身体保持直立，脊柱挺直，重心均匀分布在双脚上，确保身体的平衡和稳定性，避免晃动或倾斜，目光平视前方，保持注意力集中和动作的协调性。

2）垂臂下沉：完成并步直立后，双手自然下垂，贴近大腿两侧，掌心向内，手指自然伸展，手臂放松，不要用力，手臂自然地垂落，同时，注意呼吸的调整，以达全身放松的效果，目光继续平视前方，保持注意力集中和动作的协调性。

（2）动作要点：并步要稳，垂臂要自然，全身放松。

（3）功法作用：调整呼吸，放松肌肉，结束整套太极拳的习练。

第七节　马王堆导引术的演练教学

视频：马王堆导引术

案例导入

【案例】

在某医院康复科，若干名住院患者，经评估适合参与马王堆导引术的康复训练，经沟通同意参与马王堆导引术的团体学习和运动治疗，康复治疗师小唐今天要带领这些患者进行团体马王堆导引术功法的学习。

【问题】

1. 如何让患者认识到练习马王堆导引术的意义？
2. 如何通过团体带练给患者传授准确的马王堆导引术练习方法？

马王堆导引术是依据1973年在湖南长沙马王堆汉墓中发现的《导引图》所创编的一套健身功法，融合了呼吸调控、体态调整与精神专注，是一种综合性的健康保养与身体锻炼方式。它不仅强调通过特定的姿势和动作来增强体质，还重视呼吸的节奏与心灵的宁静，体现了古代中国人对健康生活的深刻理解和追求。承袭了古人的养生精华，以“疏通经络、调和气血、平秘阴阳、形意相随、松紧交替、身心合一”等为特点。马王堆导引术围绕肢体开合提落、伸展扭转、抻筋拔骨进行动作设计，符合体育运动规律，是一套古朴优美、内外兼修的功法，集修身、养性、养心、娱乐、观赏于一体，动作优美，衔接流畅，简单易学，强度适中、安全可靠，适合不同人群习练，具有祛病强身、改善慢性病、延年益寿的功效。通过练习马王堆导引术，习练者可以促进身心的和谐统一，达到强身健体、修身养性的目的。

一、马王堆导引术基本知识

1. 基本手型

（1）掌：五指微屈稍分开，掌心微含。

（2）勾手：五指自然弯曲，形成钩状但不紧绷。

（3）按手：手臂保持伸直但不过度用力，肘部微微弯曲，掌心朝下，缓慢地向下按压。

2. 基本步型

（1）开步：身体直立，脚内侧距离与肩同宽成稳定的站立姿态。

（2）后坐步：身体后坐，将重心转移到右腿（左腿）上，左膝（右膝）微微弯曲，向后移动，膝盖弯曲，形成一个低姿的弓步，背部挺直，上身可稍微前倾以保持平衡，避免过度弯曲腰部。

（3）八字步：以脚跟为轴双脚向外侧打开，两脚尖朝向外侧，膝盖与脚尖方向一致，形成类似“八”字的形状，两脚间的角度约为90°。

二、马王堆导引术功法实操

1. 预备式

（1）站立姿势

1）双脚并拢，两脚尖向前，脚跟靠紧，保持身体重心均匀分布于两脚。

2）膝盖微弯，不要锁死膝盖，保持轻微的弯曲，以避免对膝关节造成不必要的压力。

3）身体直立，脊柱自然伸展，头部端正，下巴微微内收，肩膀放松下沉，不要耸肩。

（2）手臂位置

1）双手自然下垂，放在身体两侧，掌心向内，手指自然放松，不握拳或过度伸展。

2）肘部微曲，保持自然的弯曲不僵硬。

（3）眼睛与面部

1）眼睛平视前方，目光柔和，保持一种自然的视觉状态。

2）面部放松，嘴角微微上扬，保持轻松的表情，避免皱眉或其他紧张的表情。

（4）全身放松：从头到脚逐步放松，用意念管理自己的身体，从头顶开始，依次经过颈部、肩膀、手臂、胸腔、腹部、臀部、大腿、小腿，直到脚底，确保每个部位都处于放松状态。

（5）呼吸调节

1）深长而缓慢的呼吸，通过鼻子吸气，感觉气息充满腹部，而不是仅仅停留在胸部。然后通过嘴巴缓缓呼出，使气息平稳流畅。

2）配合意念，在呼吸的同时，可以将意念集中在丹田（位于肚脐下方约三指宽处），感受气息在这里汇聚和流动。

（6）动作要点：松静站立，自然呼吸，面容安详，内心平静。

（7）功法作用：调整呼吸、放松身心、集中注意力、激活经络，建立正确的身体姿态、准备进入练功状态。

2. 起势

（1）起始姿势

1）双脚并拢，两脚尖向前，脚跟靠紧，保持身体重心均匀分布于两脚，左脚向左侧开半步，与肩同宽，目视前方。

2）膝盖微弯，膝盖轻微弯曲，避免对膝关节造成不必要的压力。

3）身体直立，脊柱自然伸展，头部端正，下巴微微内收，肩膀放松下沉，不耸肩。

（2）手臂抬起与下落

1）双手自然下垂，开始时双手放在身体两侧，掌心向内。

2）缓缓抬起，手指自然伸直不僵硬，两掌上抬至与肚脐同高，微提踵，转掌心向下，两掌缓缓下按，至两胯旁，呼气，落踵；同时，脚趾微抓地。

3）呼吸配合，在抬手和下落过程中，配合深长的呼吸和缓慢的动作，使气息充满腹部和胸部，全身充满活力。

（3）动作要点：动作柔和连贯，呼吸深长平稳，百会穴上领，身体保持中正安舒；按掌与托掌转换时，注意旋腕，抬掌时意念劳宫穴，按掌时意念下丹田。

（4）功法作用：升清降浊、调息养神、激活经络、拉伸肌肉、调整姿态、提升精神状态、建立练功氛围。

3. 第一式　挽弓

（1）起始姿势

1）双脚分开与肩同宽：站立时保持膝盖微微弯曲，重心均匀分布于两脚，目视前方。

2）双手自然下垂：放在身体两侧，掌心向内，手指自然放松。

3）托掌：两掌向上缓缓抬起至胸前平举，掌心斜相对，指尖向前。

（2）转身准备

1）两臂屈肘，收于胸前，掌心与膻中穴同高，虚腋。

2）两掌间距约为10cm，掌心相对，眼睛平视前方。

3）左脚以脚跟为轴，脚尖外展90°，同时右脚前脚掌为轴，脚跟外旋约90°，身体左转，右侧同。

（3）手臂动作

1）左臂前伸，左掌心向上，右臂屈肘后拉，右掌于肩前成挽弓式，右掌心向下，肘部保持微弯，不过度伸展，不耸肩，上半身保持中正和稳定。

2）头略向后仰，髋关节向右顶出，右肩关节下沉，目视前上方。

（4）转身还原

1）左脚跟内扣，右脚跟外旋，身体右转向前。

2）两掌自然收回于胸前，掌心相对，两掌间距约10cm，眼睛平视前方。

（5）动作要点：动作与呼吸配合，开吸合呼沉肩与顶髋同时进行，不可过分牵拉；伸臂时，意念从肩内侧（中府穴），经肘窝（尺泽穴）到拇指端（少商穴）。

（6）功法作用：扩胸展臂、抬头提髋可以有效刺激内脏及拉伸颈肩部肌肉，增加肌力，预防颈、肩部不适，祛除胸闷、促进气血流通，提升精神状态，强化核心稳定性。

4. 第二式　引背

（1）起始姿势

1）双脚分开与肩同宽：站立时保持膝盖微微弯曲，重心均匀分布于两脚。

2）双手自然下垂：放在身体两侧，掌心向内，手指自然放松。

（2）手臂准备

1）两臂内旋向前下方插出，手背相对，与鼻子同宽，手臂与身体约成30°，同时拱背提踵，拱背时，目视两掌示指指端。

2）落踵，重心右移，身体左转45°，左脚向左前方迈步；同时，两臂外旋抬高至胸前，手指自然伸直不僵硬，掌背摩肋，目视左前方。

（3）背部拉伸

1）重心前移，两臂经体侧弧线上摆，掌背相对，与鼻同宽，成勾手，高与肩平；右脚脚跟提起，目视双掌。

2）重心后移，身体后坐，右脚脚跟顺势下落；两掌心向外，微屈腕，伸臂拱背；目视手腕相对处。

3）重心前移，顺势提右脚跟，两掌下落按掌于体侧，头上顶，目视远方。

4）左脚收回，身体转正，两臂自然垂落于身体两侧；目视前方。

（4）动作要点：伸臂拱背要充分，注意眼睛近观和远望的变化；拱背时，意念从示指端（商阳穴）经肘外侧（曲池穴）到鼻翼两侧（迎香穴）。

（5）功法作用：伸臂拱背，使肩、背部肌肉得到充分牵拉，放松肩背部，增强脊柱灵活性与核心稳定性；牵拉两胁，刺激肝胆，促进气血流通，提升精神状态；配合近观和远望，预防和调治眼睛不适。

5. 第三式　凫浴

（1）起始姿势

1）并步站立，重心均匀分布于两脚，双手自然下垂，掌心向内，手指自然放松，目视前方。

2）左脚向左横跨半步，右脚紧随并拢，两腿屈膝半蹲。

（2）手臂姿势

1）两掌从侧面缓慢抬起至胸前，由右向左摆至体侧后方，掌心朝后，与身体约成45°，髋关节向右侧顶出，目视右前方。

2）以腰带动手臂由左向右摆动，肘部稍弯曲呈弧形，掌心相对，手腕柔然，目视斜后方。

3）两臂向上转动，举于头顶上方，身体直立，目视前上方。

（3）动作要点：屈膝半蹲、摆臂动作幅度由小逐渐加大，因人而异，量力而行；两臂下落时，意念从面部（承泣穴）经腹侧（天枢穴）、胫骨外侧（足三里穴）到脚趾端（厉兑穴）。

（4）功法作用：模拟凫水的动作，以腰为纽带左右摆臂和转体、顶髋摆臂旋腰，有利于放松颈肩肌肉，增强肩背部力量，提高柔韧性和协调性，减少腰部脂肪的堆积，促进气血流通，缓解压力与焦虑，提升精神状态，预防和调治颈肩腰部不适。

6. 第四式　龙登

（1）起始姿势

1）并步站立，重心均匀分布于两脚，双手自然下垂，掌心向内，手指自然放松，目视前方。

2）两脚以脚跟为轴，脚尖外展成八字步。

（2）手臂准备：双掌缓缓提至腰侧，掌心斜向上，不耸肩，目视前方。

（3）屈膝下蹲

1）两腿屈膝下蹲，吸气同时两掌向斜前方下插，背部挺直，肩膀放松下沉。

2）全蹲时，转掌心向上，在胸前呈莲花状，膝盖不超过脚尖，身体稳定，目视双掌。

（4）起身直立

1）两掌缓缓上举，伸展于头顶上方，目视前上方。

2）两掌以手腕为轴外展，指尖朝外，同时，脚跟缓缓提起，目视前下方。

3）两脚跟下落，轻柔落地，两掌内合于胸前下按，指尖相对，随后两臂外旋翻掌，两肩外展，中指点按大包穴，目视前方。

（5）动作要点：下蹲时可选择全蹲或半蹲，手掌外展提踵下看时，保持重心平衡，全身尽量伸展；两掌上举时，意念从踇趾（隐白穴）上行，经膝关节内侧（阴陵泉穴）至腋下（大包穴）。

（6）功法作用：模拟龙跃起的动作，通过两臂撑展，有利于通畅三焦，祛除胸闷、气郁、气喘等身体不适；提踵而起可发展小腿后肌群力量，增强肌肉力量，拉长足底肌肉、韧带，提高人体平衡能力，强化核心稳定性；伸展屈蹲，有利于增强腹压，舒展全身，促进气血流通，改善颈、肩、腰、腿部运动不适。

7. 第五式 鸟伸

（1）起势动作：脚尖外展成八字，两脚以脚尖为轴，外展脚跟，开步站立，两脚间距与肩同宽。

（2）手臂准备

1）两臂内旋，以腰带动两臂由内向外摆动至胸前，掌心朝后，目视前方。

2）两臂外旋，掌心朝上，以腰带动两臂由内向外再摆动，幅度依次加大；目视前方。

（3）腰背部动作

1）身体前俯，上体与地面平行，两掌按于体前，抬头，目视前方。

2）下颌向内回收，从腰椎、胸椎、颈椎逐节蠕动伸展，双掌随动作前摆下按，随即抬头，目视前方，屈膝起身，双手沿膝盖外侧摩运收回。

（4）动作要点：腰椎、胸椎、颈椎逐节蠕动伸展；腰臂摆动幅度结合自身身体柔韧性和身体状况；侧摆臂时，意念从腋下（极泉穴）经肘（少海穴）至小指端（少冲穴）。

（5）功法作用：模仿鸟的动作，通过展臂前伸，有利于提高颈、肩柔韧性与协调性，放松颈肩肌肉，预防与调治颈、肩部不适；脊柱蠕动，有利于促进气血的流通，增强身体的能量流动，强化核心稳定性。

8. 第六式 引腹

（1）起势动作：并步站立，两臂缓慢抬高侧平举，自然伸直不僵硬，掌心向下，目视前方。

（2）手臂准备

1）右腿微屈膝，左髋向左顶出；同时左臂向旋，右臂外旋，两手掌心翻转，肩膀放松不耸肩，目视前方。

2）左腿微屈膝，右髋向右顶出；同时右臂内旋，左臂外旋，两手掌心翻转，肩膀放松不耸肩，目视前方。

3）左臂由体侧向上划弧，经头顶上方下落至胸前，右掌下落，经体前向上旋伸，两掌在胸前交叉，左掌在外，右掌在内，动作连贯流畅，呼吸深长平稳，目视前方。

4）右掌继续旋伸，在头顶右上方翻掌，掌指朝左，掌心向上，左掌外旋下按至左胯旁，掌心向下，掌指朝前；同时髋部左顶，动作连贯流畅，呼吸深长平稳，目视左前方。

5）左掌经体侧向外划弧落下，两臂自然垂落于身体两侧，并步站立，目视前方。

（3）动作要点：两臂内旋外展时，注意腹部放松，避免过度用力；根据个人的身体状况和灵活性，适当调整动作的幅度和强度，确保安全和舒适；避免耸肩，注意肩部的放松，上举时上撑手掌的小指对照肩部后侧（臑俞穴），下撑手掌的拇指对照臀部（环跳穴）；两掌上撑时，意念从小指端（少泽穴）经肘关节内侧（小海穴）至耳前（听宫穴）。

（4）功法作用：两臂内旋外展，髋关节的扭动及配合手臂动作，有利于预防和调治肩、肘、手部不适；通过收腹和呼吸的配合，促进气血的流通，按摩内脏器官，调理肠胃功能，提升精神状态。

9. 第七式 鸱视

（1）起势动作：并步站立，重心均匀分布于两脚，双手自然下垂，掌心向内，手指自然放松，目视前方。

（2）手臂准备

1）身体左转，右腿屈膝，左脚向左前方上步；两掌内旋摩两肋。

2）两掌经体侧向外划弧上举，同时左腿微屈，右脚缓缓前踢，脚面绷直，目视前方。

3）两臂上伸，两肩后拉，头前探，同时右脚勾脚尖，目视前上方。

4）右脚回落，左脚收回，并步站立，两臂经身体两侧下落，目视前方。

（3）动作要点：两臂上伸时，掌心向外呈勾手，头微用力前探，塌腰；避免过度用力对颈部造成不必要的压力，脚缓缓前踢时绷脚尖，勾脚尖时，意念从头经后背、腘窝（委中穴）至脚趾端（至阴穴），勾脚后微停顿，保持平衡。

（4）功法作用：伸臂拔肩，头颈前探，有利于增强颈肩部灵活性，促进脑部血液循环，预防与调治颈、肩部不适；上步抬腿踢脚，改善身体平衡能力与本体感觉。

10. 第八式 引腰

（1）起势动作：开步站立，与肩同宽，重心均匀分布于两脚，双手自然下垂，掌心向内，手指自然放松，目视前方。

（2）手臂准备

1）双掌提至腹前，沿带脉摩运至身后，双掌抵住腰，四指用力前推，身体后仰，目视前方。

2）两掌自腰部向下摩运至臀部，身体前俯，重心均匀分布于两脚，两掌继续向下摩运，经两腿后面垂落于脚尖前，自然下垂放于身体两侧，掌心相对，手指自然放松，抬头，目视前下方。

（3）腰部扭转

1）转腰的同时左肩上提，带动左掌上提，同时头向左转，感受腰部拉伸，目视左侧方。

2）转腰落左肩，落左掌，同时头转正，目视前下方。

（4）恢复中立：起身，上体直立，两掌内旋，手背相对沿体中线上提至胸平，目视前方。

（5）动作要点：肩上提保持掌不动，转腰抬肩方向与头转的方向要一致；以腰带肩肘，动作轻柔缓慢，两掌上举时，意念从脚底（涌泉穴）经膝关节内侧（阴谷穴）至锁骨下沿（俞府穴）。

（6）功法作用：躯体的前俯后仰，侧屈扭转，有利于增强腰部灵活性与柔韧性，充分锻炼腰背肌肌力，刺激督脉和膀胱经，促进气血流通，缓解颈肩腰部肌肉的紧张和疼痛，预防颈肩腰肌劳损。

11. 第九式 雁飞

（1）起势动作：并步站立，重心均匀分布于两脚，双手自然下垂，两臂侧平举，掌心向下，手指自然放松，目视前方。

（2）手臂准备：左掌转掌心向上缓慢上举，与体侧成45°，同时右臂缓缓下落，目视左掌。

（3）腿部动作

1）两腿屈膝半蹲，两臂成一条直线，头左转，目视左掌。

2）保持身体姿势不变，头由左向右转动，下颌微含，目视右掌。

3）两掌自然垂落于身体两侧，并步站立，目视前方。

（4）动作要点：动作徐缓不僵滞直，双臂侧展伸直，肘部稍弯曲，肩部放松下沉不耸肩，脊柱挺直，抬掌与转头的转换要协调；转头下视时，意念从胸内（天池穴）经肘横纹中（曲泽穴）左中指端（中冲穴），感受背部拉伸及身体稳定。

（5）功法作用：身体左右倾斜，刺激手三阴经（肺经、心包经、心经）、手三阳经（大肠经、三焦经、小肠经），促进气血的流通，调理全身气血运行，平气血、宁心神；屈膝下蹲，增强下肢肌力。

12. 第十式　鹤舞

（1）起势动作：开步，与肩同宽，重心均匀分布于两脚，双手自然下垂，手指自然放松，目视前方，两膝微屈蹲，身体微右转，两腿直立。

（2）手臂准备

1）开步两膝微屈蹲后，两臂前后平举，掌心向下，与肩同高，目视前方。

2）双腿屈膝下蹲，两掌随之缓缓向下按推，两腿再直立，目视正右方。

（3）身体转动

1）身体继续右转，两臂屈肘收掌，双腿屈膝下蹲，两掌缓缓向外按推，两腿再直立，目视正后方。

2）两臂自然垂落于身体两侧，身体转正，双腿屈膝下蹲，目视前方。

3）两掌自然垂落于身体两侧，开步站立，目视前方。

（4）动作要点：手臂缓慢抬起不僵直，按掌收掌推掌协调，脊柱不过度旋扭；按推时，意念从手指端（关冲穴）经肘外侧（天井穴）至头面部（丝竹空穴）。

（5）功法作用：模拟鹤舞的动作，通过身体左右及屈伸膝变化，有利于增强腿部力量和平衡性；两手臂前后摆动，提高柔韧性和协调性，促进全身气血的运行，预防与调治颈、肩、背、腰不适，改善髋关节与肩关节活动范围。

13. 第十一式　仰呼

（1）起势动作：开步，两腿直立，与肩同宽，重心均匀分布于两脚，双手自然下垂于身体两侧，手指自然放松，目视前方。

（2）手臂准备

1）双手沿身体两侧缓缓上举至头顶，两掌心相对，手指自然伸直不僵硬，目视前上方。

2）两臂从两侧落下，如张开双臂拥抱大自然，上体微前倾，头后仰，挺胸，塌腰，头颈部自然伸展，目视前上方。

3）头转正，两臂外展，缓缓向下按压，手指自然放松，掌心向下，恢复中立。

（3）腿部动作

1）两手翻掌下落按于腰侧，指尖向下，缓缓提踵，目视前方。

2）两掌沿体侧向下摩运，两脚跟缓缓下落，双腿屈膝下蹲后再缓缓起身，目视前下方。

（4）动作要点：挺胸，塌腰，仰头时颈部肌肉放松；掌上举下落时，意念从头面部（瞳子髎穴）经身体外侧（环跳穴）到脚趾端（足窍阴穴）。

（5）功法作用：两臂外展，挺胸呼气，改善气喘、胸闷等身体不适，预防与调治颈、肩不适。提踵有利于增进小腿后肌群力量，拉长足底肌肉、韧带，提高人体平衡能力，起身摩运有利于刺激气血流通，增强身体能量流动。

14. 第十二式　折阴

（1）起势动作：开步站立，两腿直立，重心右移，左脚向前上步，脚跟先着地，右掌上举，重心前移，右脚跟提起，目视前方。

（2）手臂准备

1）右臂外旋，下落至与肩平，掌心向上，重心后移，目视前方。

2）退步收脚，两掌经体侧平举，掌心向上，转掌心向前拢气，至体前转掌心斜相对，掌指向前，约与肩同宽，目视两掌。

3）身体前俯，转掌指向下拢气，目视两掌。

4）双腿屈膝下蹲，身体缓缓直立，两掌捧气上举至腹前，目视前方。

5）两臂内旋，转掌心向下，两掌下按，两臂自然垂落于身体两侧，目视前方。

（3）动作要点：重心转移协调，上步举掌时，躯干充分拉伸；双掌沿下肢内侧上行时，意念从脚趾端（大敦穴）经膝关节（曲泉穴）至腹侧（期门穴）；背部挺直不弓背，感受背部与腿部的拉伸。

（4）功法作用：手臂伸举旋落，预防与调治肩部不适；屈膝前俯再起身，刺激督脉和膀胱经，促进气血流通，缓解背部和腿部疼痛。

15. 收势

（1）起势动作：开步站立，两腿直立，重心右移，左脚向前上步，脚跟先着地，右掌上举，重心前移，右脚跟提起，目视前方。

（2）手臂准备

1）两臂内旋，两掌分别向两侧摆起，约与髋同高，掌心向后，目视前方；两臂外旋，两掌向前合抱于胸前呈抱球状，掌心向内，与胸（膻中穴）同高。两掌手指间距离约为10cm，目视前方。

2）两臂继续内收，转掌心向上；两肩外展，两掌内旋，摩肋，目视前方；两臂外旋，两掌向前合抱于上腹前呈抱球状，掌心向内，与胸（中脘穴）同高，两掌手指间距离约为10cm，目视前方。

3）两臂外旋，两掌向前合抱于下腹前呈抱球状，掌心向内，与肚脐同高，掌指间距离约为10cm，目视前方。

4）两掌虎口交叉相握，抚于肚脐，目视前方；两掌松开，沿带脉分开至腰侧下按，自然垂落于体侧，并步站立，目视前方。

（3）动作要点：两掌心依次对照胸部（膻中穴）、上腹部（中脘穴）、下腹部（神阙穴），按掌，下按时，意在涌泉穴。

（4）功法作用：调整呼吸，放松身体，引气归元，静养心神。

—• 考试知识点总结 •—

—• 本章小结 •—

—• 协和云课堂……　拓展练习及参考答案 •—

（郑永亮　祁凤燕　张林落　蒋静雅　梁延昌　陈继辉　杨雅琴　沈　婷）

教学课件

第三章　传统运动疗法临床案例实践

学习目标

素质目标

（1）具有以患者为中心的服务理念。

（2）具有与患者自然、亲切、灵活的沟通能力。

知识目标

（1）掌握：失眠障碍相关评估工具的使用和结果解读。

（2）熟悉：失眠障碍、颈椎病、腰椎间盘突出、特发性脊柱侧弯、慢性阻塞性肺疾病等常见疾病的康复实施流程。

（3）了解：失眠障碍、颈椎病、腰椎间盘突出、特发性脊柱侧弯、慢性阻塞性肺疾病等常见疾病的原因和机制。

能力目标

（1）能根据诊断制定失眠障碍、颈椎病、腰椎间盘突出、特发性脊柱侧弯、慢性阻塞性肺疾病等常见疾病传统功法康复治疗方案。

（2）能指导患者准确练功和实施康复方案，持续指导患者根据病情变化调整治疗方案。

· 核心知识拆解 ·

第一节　失眠障碍的传统运动康复

案例导入

【案例】

患者，35岁，女。企业行政办公人员，反复失眠多年。1年前就诊于某医院后开始服用艾司西酞普兰、右佐匹克隆，睡眠不满意，半年前右佐匹克隆疗效降低，睡眠时间减少，加量至

1片，因担心安眠药依赖性前来就诊。患者22点上床，上床后经常担心自己能否入睡，经常躺在床上想工作的事情，常常越想越难以入睡，越睡不着思绪越停不下来，最后只能依靠安眠药入睡。早上6点左右醒来，7点起床。白天几乎没有运动，中午午休2小时，白天易疲劳，累了会经常躺在床上，但基本睡不着。容易烦躁，情绪低落，否认自杀自残倾向。胃纳可，餐后腹胀，大小便调。身高175cm，体重65kg，否认睡眠打鼾、否认晨起口干，否认双下肢静止时不适。颈椎病史多年，否认躁狂发作史或躁狂抑郁交替情绪，否认精神病、癫痫史，无其他慢性病史。舌红，苔薄白，脉弦细。匹兹堡睡眠质量指数14分，失眠严重程度指数12分，焦虑自评量表61分，抑郁自评量表53分。

【问题】

（1）如何评估患者的睡眠状态？

（2）如何用非药物疗法帮助患者逐步摆脱失眠？

失眠障碍全称为睡眠障碍性失眠，中医称为不寐，是一种影响个体睡眠质量和时长的常见健康问题。失眠症根据临床表现和病因可分为多种类型，如入睡困难型、维持睡眠困难型、早醒型及混合型等。其发病原因复杂多样，包括心理因素、生理因素、环境因素及生活习惯等，发病率非常高。分为短期失眠和慢性失眠症，短期失眠一般不超过3个月。这类失眠可能由于生活中的突发事件、环境变化、工作压力等因素引起，多数患者能够在一段时间后自行恢复或通过调整生活习惯改善。如果失眠症状持续3个月或更长时间，则会对身体产生较大的危害，需要进行医疗干预，以避免诱发更严重的生理或心理疾病。

一、失眠障碍基本知识

（一）慢性失眠障碍的诊断

慢性失眠的症状如下。①入睡困难，指上床之后30分钟以上睡不着。②睡眠维持困难，指睡眠不连续。③早醒，指比自己期望的时间醒得早。以上症状每周够发生三次以上，持续时间要3个月以上，并且会出现自己对睡眠的焦虑、烦恼、痛苦，白天的日间功能受损，比如说疲劳、打瞌睡、影响情绪、影响交往、影响学习工作等，在排除其他的疾病情况下，比如有疼痛的问题引起的失眠，可以确定为慢性失眠障碍。

（二）失眠的原因和机制

1. 失眠的生物钟机制　主要涉及大脑中的生物钟系统，特别是位于下丘脑的视交叉上核。生物钟通过调节体内激素的分泌来控制我们的睡眠-觉醒周期。正常情况下，夜间褪黑素的分泌增加，有助于诱导睡眠。然而，当生物钟受到干扰时，如由于时差、夜班工作或不规律的睡眠习惯，褪黑素的分泌可能变得异常，导致睡眠问题。

2. 失眠的条件反射机制　是指通过反复强化与睡眠无关的刺激（如床、卧室环境等）与觉醒状态之间的联系，使得这些刺激在没有外部睡眠诱因的情况下也能自动引发觉醒反应，从而导致失眠。

这种机制通常与不良的睡眠习惯、焦虑、抑郁等心理因素有关。当个体在入睡前处于紧张、焦虑或兴奋状态时，大脑可能会将这些情绪与床铺或卧室环境等刺激联系起来，形成条件反射。随着时间的推移，这些刺激在个体的大脑中逐渐获得了自动引发觉醒反应的能力，使个体在没有外部睡眠诱因的情况下也难以入睡。这种条件反射机制是导致失眠的重要原因之一。

3. 失眠的战斗与逃跑机制 是指当个体处于紧张、焦虑或恐惧等应激状态下时，身体会释放肾上腺素和皮质醇等激素，导致心率加快、呼吸急促、肌肉紧张等生理反应。这种反应在古代人类面临危险时有助于提高生存能力，但在现代社会中，这种反应过度，当个体处于战斗与逃跑状态时，大脑皮质处于高度兴奋状态，难以进入放松和休息的状态，就会导致失眠。

（三）失眠发生的3P模型

失眠的3P模型是一个关于失眠形成历程的理论模型，由易感因素、诱发因素和维持因素三个部分组成。以下是对这三个因素的具体介绍。

1. 易感因素（predisposing factor）

（1）年龄、性别影响：随着年龄的增长，失眠的患病率增高。女性比男性更容易患失眠，尤其在45岁以上人群中。

（2）家族史影响：有家族史的人群失眠发病率是没有家族史人群的三倍。

（3）精神疾患影响：70%～80%的精神障碍患者报告有失眠症状，50%的失眠症患者同时患有至少一种精神障碍。

（4）个人性格影响：个人的性格特质也会影响失眠的发生，如过度思考、过度忧虑等。

2. 诱发因素（precipitating factor）

（1）社会因素：重大生活事件、出国倒时差、上夜班等都可能导致失眠。

（2）情绪因素：吵架、受委屈、烦恼、压抑等情绪波动也是诱发失眠的因素之一。

（3）生理因素：生病、作息不规律、睡前咖啡或酒精滥用等都会影响睡眠。

3. 维持因素（pevpetuating factor）

（1）不良睡眠习惯：赖床、周末补觉、饮酒助眠、药物的不当使用等都可能使短期性失眠发展为慢性失眠。

（2）不当睡眠观念：对失眠本身产生焦虑或恐惧，长期下来会使身体记忆下睡不着的感觉，导致治疗困难。

综上所述，失眠的3P模型提供了一个全面的视角来理解和处理失眠问题。通过识别和调整这些因素，可以为失眠的治疗提供依据。

（四）失眠的认知行为治疗及其变式

失眠的认知行为治疗（cognitive behavioral therapy for insomnia，CBT-Ⅰ）已经被众多临床科学研究证据证实其效果和安全性。CBT-Ⅰ是一种非药物治疗方法，旨在通过改变患者对睡眠的认知和行为习惯来改善睡眠质量。它结合了认知重构、刺激控制、睡眠限制和放松训练等技术，帮助患者建立健康的睡眠模式。近年来，随着研究的深入和实践的应用，考虑到认知治疗技术要求高、人力成本高的问题，简化版的失眠的行为治疗（behavioral therapy for insomnia，BT-Ⅰ）得到广泛应用，并衍生出多种变式，如适合社区的简化版BBT-Ⅰ、正念冥想结合的MBT-Ⅰ、音乐疗法结合BT-Ⅰ

等，这些方案更适合非心理学专业人士操作，对推广失眠的非药物疗法和控制失眠的高发病率作出了贡献。

二、康复实施流程示范

以下以一个失眠患者的康复治疗为例，示范康复实施流程。

（一）第一周治疗方案

为患者制定第一周的治疗方案，并指导该患者进行初次治疗。

1. 第一步　对失眠患者进行临床访谈，依照睡眠障碍结构化临床访谈表（附录C）依次对患者病史进行采集，然后对收集的问题进行初步判断，患者是否符合失眠障碍的标准，是否存在引起失眠的其他可疑疾病。并针对患者存在的阳性症状，进一步选择相应量表进行评估。常用的量表有：阿森斯失眠量表（Athens insomnia scale，AIS）、匹兹堡睡眠质量指数（Pittsburgh sleep quality index，PSQI）、抑郁自评量表、焦虑自评量表、艾普沃斯嗜睡量表、睡眠呼吸暂停初筛量表（Stop-Bang量表），具体量表见附录D～附录I。

2. 第二步　初步根据失眠的定义给出诊断，并根据失眠的3P模型理论进行个案概念化。患者存在入睡困难、早醒，存在日间功能受损，如白天疲劳；持续时间每周三次以上，病史超过3个月，初步问诊评估，不存在不宁腿综合征、双向情感障碍等精神障碍。患者存在过度卧床、床上做与睡眠无关的事，存在失眠的维持因素，失眠的诱发因素不详。失眠的前置因素可能与患者焦虑性格、情绪，战斗与逃跑机制容易激活。安眠药疗效存在减弱的情况。综上所述，初步评估患者符合慢性失眠症的诊断，并适合进行失眠的BT-Ⅰ。

3. 第三步　制定第一周的治疗方案，根据患者存在夜间入睡困难、情绪急躁、睡前恐慌的心理状态，建议患者每日进行正念冥想练习，特别是在睡前半小时，固定时间在客厅或者卧室进行练功，以降低患者的战斗与逃跑机制激活的影响。建议患者进行为期一周的睡眠日记记录，以帮助判断鉴别睡眠时相紊乱综合征与慢性失眠；另外，患者具体卧床与睡眠效率情况不详，为了精准指导患者进行CBT-Ⅰ治疗中的睡眠限制、刺激控制，需要一周睡眠日记结果的指导。

4. 第四步　正念冥想带练如下。

（1）为患者解释正念冥想练习的意义，取得患者的同意和配合，可参考以下内容解释。正念练习可以有效地缓解心理因素造成的失眠，对于生理因素造成的失眠也有一定的减轻作用。唐朝名医孙思邈，在他所著的《千金方》中提出了“能息心，自瞑目”的睡眠理论。南宋理学家朱熹常苦于失眠，看了后，深得其法，睡眠得到改善。什么是睡心呢?睡心就是让我们内心清静，身心放松，自然就可以入睡了。正念练习一方面要求我们将注意力维持在当下，并对情绪感受及头脑中出现的想法与念头保持一种非评判的觉察与接纳，这有利于我们从各种影响失眠的心理因素中解放出来；另一方面，正念练习也具备一定的身体放松效果，当身心都放松下来之后，入睡就变得容易了。多项临床研究发现，通过对慢性失眠患者正念训练，被试者表示虽然他们的睡眠时间不多，但是睡得更好，醒来时更加精神焕发，对失眠的困扰更少，并且能够更好地应对失眠。

（2）引导患者选择正确的身体姿势并带练：坐在垫子上或者床上，可以盘腿的姿势坐着，如果是坐在椅子上，保持双脚平放在地面上，不要交叉。然后挺直脊背，双手自然地放在膝盖上或者身体两侧就好。也可以躺在床上进行练习，保持背部与床接触。根据练习类型的不同，可以闭上眼睛或者睁开眼睛，尽量保持自然的观察呼吸，而非控制它。

初次练习可选择“身体扫描”“觉察呼吸”“正念听声音”中的一个，相关引导语参见第二章第一节不同正念冥想方法实操。

（3）总结练功要点

1）觉察当下的感受：不管患者选择了什么姿势，关键在于在练习的过程中，是否试着去觉察自己当下的感受。一开始患者可能觉得有些困难，不过没有关系，可以指导患者耐心地跟着引导语进行一次练习。患者不需期望进入某种想要达到的状态，那些都不是正念冥想的目的，只需去觉察当下的感受就好，比如身体的感受、呼吸的感受，或者想要进入某种状态的想法和此刻的状态。

2）不评判当下的觉知：患者要做的是接纳所觉察到的一切，并保持和它们的连接。患者可能会遇到这种情况：周一练习后感觉良好，周二出现了一些挣扎，周三情况更糟，周四突然又感觉好转了，但是到了周五又感觉没有了状态，这其实是很正常的事情。人们也许都已经花了很多的时间在胡思乱想上，所以，如果想在一夜之间让大脑告别喜欢胡思乱想的习惯，这是不太可能的。在练习中试着不带任何的期望，就把它当成是一次练习。正念无疑是有用的，但它不是一件一蹴而就的事，需要坚持每天练习。练习正念也不应该以一种苦行的方式进行，自我折磨绝对不是它的目标。当练习时间过长了，有些疼痛是无法避免的，尤其是双腿。提醒患者记住不需要向任何人证明任何事，因此不要逼迫自己强忍疼痛静坐过长时间，要清楚地知道自己的极限，否则将很快失去对正念的兴趣，因为正念本身应该是顺其自然的。

（4）注意事项：每天睡前10分钟，在一个相对固定的环境中进行练习；穿着宽松的衣服；选择正确的身体姿势；如果可能，适当延长练习时间或每日增加练功次数，但能让自己长期坚持是最重要的。

微课：睡眠日记的记录方法

5. 第五步 指导患者睡眠日记的记录方法，如下。

（1）确定记录时间：选择一个固定的时间段来记录你的睡眠情况，比如每天晚上睡前或早上醒来后。这样可以帮助患者养成规律的记录习惯，并且更容易记住自己的睡眠情况。

（2）准备工具：可以准备纸质的笔记本、笔或者电子设备（如手机、计算机等）来填写睡眠日记表以记录患者的睡眠情况。选择一种方便易用的工具，可以让患者更轻松地记录和管理睡眠数据。

（3）记录基本信息：在睡眠日记中记录一些基本信息，如日期、时间、地点等。这些信息可以帮助患者更好地了解自己的睡眠环境和习惯，以及它们对睡眠质量的影响。

（4）描述入睡过程：记录在入睡前的活动和感受，包括是否进行了放松活动、是否有焦虑情绪等。这些信息可以帮助患者了解入睡前的心理状态和行为习惯，以及它们对睡眠质量的影响。

（5）记录睡眠时长：记录每晚的睡眠时长，包括入睡时间和醒来时间、醒来次数、入睡速度、醒后再次入睡速度。这可以帮助患者了解自己的睡眠需求和实际的睡眠情况，以及是否存在睡眠不足或过度睡眠的情况。

（6）描述睡眠质量：记录自己对睡眠质量的评价，可以使用分值法评价前一晚的睡眠质量。1分代表很好，2分代表较好，3分代表一般，4分代表较差，5分代表很差。

（二）第二周治疗方案

患者一周后复诊。在上一周患者有5天睡前进行了正念呼吸练习，练习过程中经常出现走神，反复走神让自己感到挫败感，有时候更加难以入睡。患者完成了一周的睡眠日记（表3-1）记录。请根据患者的情况，指导患者进行正念冥想纠偏，并分析睡眠日记，根据分析结果制定睡眠限制、刺激控制等BT-Ⅰ方案。

表3-1　第一周睡眠日记结果

姓名：　　　　　　　　开始记录日期：　　　　　　　　结束记录日期：

	例	星期一	星期二	星期三	星期四	星期五	星期六	星期日
白天睡眠时间	早上：10：30—11：00 下午：13：30—14：00	—	13：00—13：30	—	—	—	—	—
睡前服药	药物：艾司唑仑 数量：1粒 时间：22：30	无	无	无	无	艾司唑仑半片 22：25	艾司唑仑半片 22：05	
上床时间	23：00	21：30	22：00	22：30	22：25	22：30	22：10	22：30
关灯时间	23：30	21：30	22：00	22：30	22：31	22：30	22：25	22：30
关灯后到睡着的时间（分钟）	60	300	120	180	60	30	30	60
夜晚（入睡后）醒来次数	4	1	1	2	1	0	0	1
每次醒来到再入睡的时间（分钟）	20 30 10 10	30	30	40	60	—	—	30
早上醒来时间	8：00	8：30	5：30	6：30	7：10	6：30	6：30	6：30
早上起床时间	8：30	8：30	6：30	7：10	7：20	7：10	7：20	7：10
入睡速度①	4	4	3	4	2	2	1	2
整晚睡眠质量②	4	4	3	3	3	2	2	2

注：①入睡速度用1至5表示，1表示非常快；5表示非常慢。②整晚睡眠质量用1至5表示，1表示得到充分休息；5表示非常不好。

1. 第一步　分析正念冥想中出现的问题，并给患者以指导，进行带练。本案例中，针对患者出现反复走神，并感到挫败感的情况，我们可以针对性自行设计引导语，进行带练。也可以选取“觉察想法”练习，相关引导语参见第二章第一节不同正念冥想方法实操。

2. 第二步　解释什么是失眠的CBT-Ⅰ，为什么选择这个治疗方法？以下是为患者解释的示例。

作为睡眠治疗师，我很高兴向您解释失眠的CBT-Ⅰ。CBT-Ⅰ是一种非药物治疗方法，专门用于治疗失眠症状。它通过改变患者的思维模式和行为习惯，帮助建立健康的睡眠习惯，从而改善睡眠质量。首先，让我们了解一下失眠的成因。失眠可能是由多种因素引起的，包括生活压力、焦虑、抑郁、不良的睡眠习惯等。在CBT-Ⅰ中，我们会关注这些可能影响您睡眠的因素，并帮助您找到解决问题的方法。我们会教您一些技巧，如睡眠限制、刺激控制、正念冥想等，以帮助您更好地入睡和保持睡眠。此外，我们还会关注您的日常生活习惯，如饮食、运动和应对压力的方式，以全面改善您的睡眠质量。接受CBT-Ⅰ治疗的好处是：CBT-Ⅰ是一种非药物治疗方法，避免了药物治疗可能带来的副作用和依赖性。CBT-Ⅰ旨在解决失眠的根本原因，而非仅仅缓解症状。因此，它通常具有长期的效果，可以帮助您长期保持良好的睡眠。CBT-Ⅰ根据您的具体情况第一阶段我们将以行为治疗（BT-Ⅰ）为主，为您制定个性化的治疗计划，根据您的治疗反应再考虑是否需要结合成本较高的认知疗法。通过第一阶段的BT-Ⅰ，您可以学会如何自己管理失眠问题，提高生活质量。根据您的病情和睡眠日记，我们分析你存在过度卧床等失眠的维持因素、存在过度觉醒的机制，非常适合失眠的认知行为治疗，我们相信可以帮助您改善睡眠质量。

3. 第三步 分析睡眠日记结果，并根据结果制定睡眠限制、刺激控制的治疗方案。

与患者一起来分析他记录的睡眠日记中每一天的卧床时间、睡眠时间，然后根据公式，睡眠效率＝7天总睡眠时间/7天总卧床时间×100%，计算患者的睡眠效率。计算得出，该患者上一周的睡眠效率约为67.2%，明显低于正常人的90%，这种睡眠低效率是失眠的条件反射机制存在的一个重要原因，我们需要通过睡眠限制和刺激控制，消除失眠的不良条件反射，重建正常睡眠的条件反射。所以，建议患者缩短卧床时间，提高睡眠效率。行为治疗的方案为：晚上0：00点上床，早上6：30点起床，其余时间不能卧床休息。患者可以根据自己的情况，调整卧床为23：00—5：30，或者1：00—7：30卧床，同时配合刺激控制，在患者卧床半小时，发现自己难以入睡，需要离开床，做点其他事情，但不建议剧烈运动或者使用手机。非常建议患者利用这个时间练习正念冥想或站桩。

4. 第四步 患者作业，继续记录睡眠日记，每晚睡前半小时练习正念冥想，并体验跟走神做朋友，试着描述走神、接纳走神，欢迎走神来与自己交流对话。

（三）第三周治疗方案

患者一周后第二次复诊。在上一周患者每天睡前进行了正念呼吸练习，练习过程中经常出现负面情绪，比如恐惧、悲伤、沮丧和烦躁，有时候更加难以入睡。患者记录的睡眠日记结果如下（表3-2），整体感觉睡眠改善，但日间容易犯困打瞌睡。请根据患者复诊的情况，指导患者进行正念冥想纠偏，并分析睡眠日记，根据分析结果调整睡眠限制、刺激控制等BT-Ⅰ方案。

1. 第一步 针对患者练功出现问题，进行正念冥想纠偏。正念练习过程出现负面情绪，一般分为两种，一种是针对正念练习本身的负面情绪，比如感觉无聊、抵抗情绪等；另一种是非正念练习本身所引起的负面情绪，比如恐惧、悲伤、沮丧和烦躁等。

第一种情况，如果患者觉得正念练习的过程是无聊的，那么建议首先重新建立真实的正念，正念看每一刻都是第一次或者最后一次，要看到呼吸真正是什么，不要认为一切都是理所当然的；其次是建议患者观察无聊心态，把无聊当作正念的一个对象，无聊是什么呢？为什么会觉得无聊呢？它的感觉像是什么？重新检视这种无聊的心态，就像以前从来没有经过那种心态一样。如果患者抵抗正念练习本身，一开始练习就觉得很烦，那么请患者观察这种抵抗的情绪，有可能这只是短暂的情

表3-2　第二周睡眠日记结果

姓名：　　　　　　开始记录日期：　　　　　　结束记录日期：

	例	星期一	星期二	星期三	星期四	星期五	星期六	星期日
白天睡眠时间	早上： 10：30—11：00 下午： 13：30—14：00	—	13：00—13：30	—	—	—	—	—
睡前服药情况	药物：艾司唑仑 数量：1粒 时间：22：30	无	无	无	无	无	无	无
上床时间	23：00	22：30	23：00	23：20	22：55	23：00	23：10	22：45
关灯时间	23：30	22：30	23：00	23：30	23：00	23：00	23：25	22：50
关灯后到睡着的时间（分钟）	60	60	20	1	15	30	30	5
夜晚（入睡后）醒来次数	4	1	0	0	0	0	0	1
每次醒来到再入睡的时间（分钟）	20 30 10 10	30	0	0	0	0	0	5
早上醒来时间	8：00	5：00	5：30	5：30	5：10	5：30	6：20	5：30
早上起床时间	8：30	5：30	5：30	6：10	5：30	6：00	6：20	5：30
入睡速度①	4	4	1	1	2	2	2	1
整晚睡眠质量②	4	5	4	2	3	3	2	3

注：①入睡速度用1至5表示，1表示非常快；5表示非常慢。②整晚睡眠质量用1至5表示，1表示得到充分休息；5表示非常不好。

绪，过一会儿就消失了。也有可能会持续一段时间，那么患者要寻找问题所在，那个困难到底是什么？利用之前所介绍的技巧去解决它。如果患者经常性地抵抗正念，那么可能需要修正对正念的态度，它不是一件无聊的苦差事，也不是一种严肃的义务，患者要把它当作一种看待事物的新方式，或者是朋友，那么这种抵抗的心态就会慢慢消失。

第二种情况，针对非正念练习本身所引起的负面情绪，对患者的指导如下。

1）烦躁：指导患者可以尝试着体会一下急躁、着急的情绪，这也是一种冥想。仔细体会这种情绪给身体带来什么感觉，它们在躯体的哪些位置，尝试着去觉察这些感觉，当个客观的旁观者。

2）恐惧：恐惧可能是受过往某件事的影响，也可能是我们都害怕的未知事物，在面对恐惧时，指导患者像一个旁观者一样观察它，置身恐惧之外，不要涉入，看画面就是画面，记忆就是记忆，如实觉知它就好，研究它的作用，看看它是如何让患者感觉以及如何影响身体。仔细体会这种情绪给身体带来什么感觉，它们在躯体的哪些位置，尝试着去觉察这些感觉，当个客观的旁观者。告诉患者伤害不了你，只是幻想，它什么也不是。如此一来，恐惧就不会深入潜意识当中，并逐渐消失。

3）沮丧：在遇到各种各样的挫折时，结果没有达到预期，因此感到沮丧，这一切都是很正常的，但也是可以避免的。与恐惧的处理方法类似，指导患者清楚地观察自己的心理状态即可，不要添油加醋，站在一旁看着沮丧，仔细体会这种情绪给身体带来什么感觉，它们在躯体的哪些位置，尝试着去觉察这些感觉，当个客观的旁观者。

4）压抑：当压抑出现，同样也不要试图抵抗它或试图强行让它立即消失，让它自然在待在那里，在一旁看着它。告诉患者这个被压抑的东西一浮上来，就会知道到底在担心些什么，最后会发现压抑不过是一种肤浅的心态，它来了又去，终究不能控制患者自身。

2. 第二步 分析睡眠日记，睡眠限制调整。根据公式，我们计算患者每天的卧床时间和睡着的时间，然后计算出患者一周的睡眠效率。该患者上周的睡眠效率约90%，患者的睡眠效率明显提升，睡眠质量改善，给予延长半小时卧床时间，行为治疗的方案为：23：30点上床，早上6：30点起床，其余时间不能卧床休息。当然，患者可以根据自己的情况，调整卧床为23：00—6：00，或者0：00—7：00卧床，同时配合刺激控制，在患者卧床半小时，发现自己难以入睡，需要离开床，做点其他事情，但不建议剧烈运动或者使用手机。非常建议患者利用这个时间练习正念冥想或站桩。

3. 第三步 根据患者实际情况，建议患者增加运动，加强睡眠驱动力。运动处方：每天早上起床后，练习八段锦、太极拳；或者可以在上班时间在办公室练习乐眠操，持续半小时以上，达到微微出汗的运动量。

4. 第四步 患者作业，继续记录睡眠日记，每晚睡前半小时练习正念冥想，并体验如何有效应对不良情绪。

（四）第四周治疗方案

患者一周后第三次复诊。睡眠质量明显改善，日间精神状态好，不良情绪得到有效控制。患者记录的睡眠日记结果见表3-3，但日间偶尔容易犯困打瞌睡。请根据患者复诊的情况，分析睡眠日记，根据分析结果调整睡眠限制、刺激控制等CBT-Ⅰ方案。并告知患者如何避免失眠复发。

表3-3 第三周睡眠日记结果

姓名： 开始记录日期： 结束记录日期：

	例	星期一	星期二	星期三	星期四	星期五	星期六	星期日
白天睡眠时间	早上： 10：30—11：00 下午： 01：30—02：00	—	13：00—13：30	—	—	—	—	—

续　表

	例	星期一	星期二	星期三	星期四	星期五	星期六	星期日
睡前服药情况	药物：艾司唑仑 数量：1粒 时间：22：30	无	无	无	无	无	无	无
上床时间	23：00	23：30	23：00	23：20	22：55	23：00	23：00	22：40
关灯时间	23：30	23：30	23：00	23：10	23：00	23：00	23：05	22：50
关灯后到睡着的时间（分钟）	60	30	20	5	10	30	30	10
夜晚（入睡后）醒来次数	4	1	0	0	0	0	0	1
每次醒来到再入睡的时间（分钟）	20 30 10 10	30	0	0	0	0	0	10
早上醒来时间	8：00	6：00	5：50	6：00	6：10	5：30	6：00	5：50
早上起床时间	8：30	6：10	6：00	6：10	6：30	6：00	6：10	5：55
入睡速度①	4	3	1	1	1	3	2	1
整晚睡眠质量②	4	2	2	2	1	3	2	2

注：①入睡速度用1至5表示，1表示非常快；5表示非常慢。②整晚睡眠质量用1至5表示，1表示得到充分休息；5表示非常不好。

1. 第一步　根据患者上一周记录的睡眠日记，计算一周的睡眠效率，该患者上周的睡眠效率约92%，患者的睡眠效率明显提升，睡眠质量改善，给予延长半小时卧床时间。行为治疗的方案为：23：00点上床，6：30点起床，其余时间不能卧床休息。当然，患者可以根据自己的情况，调整卧床时间为0：00—7：30，或者只在中午增加半小时午休，继续配合刺激控制。若患者卧床半小时，发现自己难以入睡，需要离开床，做点其他事情，但不建议剧烈运动或者使用手机。非常建议患者利用这个时间练习正念冥想或站桩。

2. 第二步　做好睡眠卫生教育，用失眠的条件反射机制、生物钟机制、战斗与逃跑机制解释并强调在床上玩手机对睡眠的危害，作息不规律对睡眠的危害，以及不良情绪对睡眠的危害，在未来偶尔出现失眠时，自己要学会恰当使用刺激控制、睡眠限制和正念冥想来应对。

第二节　颈椎病的传统运动康复

案例导入

【案例】

患者，女，46岁，教师。2024年7月3日初诊。主诉：颈项酸痛不适5年，加重2个月。自述5年前无明显原因感觉颈项酸痛不适，逐渐加重，低头工作或干家务后尤为明显，休息后减轻。症状迁延，时轻时重，未引起注意。2个月前因工作劳累后症状再次严重，疼痛持续，且牵掣上背部，自感颈项背部肌肉僵硬，即来求诊。现颈项背部酸痛沉重，肌肉紧张，压痛明显，无手指麻木、头晕头痛等症状。平素易疲劳，饮食可，大便偏软、小便正常，舌淡，苔薄白，脉沉细。查体：颈背部肌肉僵硬发紧，触之有条索样病变，$C_{5\sim7}$棘突旁、肩井穴压痛明显，颈部活动基本正常，头颈转动时有异响。臂丛神经牵拉试验（-）、椎间孔挤压试验（-）、椎动脉扭曲试验（-）。颈椎正侧位X线片显示：颈椎曲度异常，颈椎各椎体及附件骨质结构未见异常。

【问题】

如何将传统运动疗法融入颈椎病的康复治疗方案中，它在整个康复方案中起到什么作用？

颈椎病是指由于颈椎椎间盘退行性改变及其继发病理改变，刺激或压迫周围的神经根、椎动脉、脊髓、交感神经等，出现的一系列症状和体征的疾病，也称颈椎综合征，中医称为“项痹”。常见症状有颈肩臂疼痛、上肢麻木、头晕、恶心、肢体痿软无力，甚至大小便失禁、瘫痪等。本病多发于中、老年人，尤其是低头伏案工作者，性别差异不明显。但近年来随着智能手机等电子产品的普及，使得青少年人群低头久坐时间增加，本病的发生有年轻化趋势。

该病发生的原因通常包括内因和外因。内因主要是椎间盘的退变，随着年龄的增长，椎间盘开始发生退行性改变，钩椎关节、关节突关节、韧带等也出现变性，致使关节囊和韧带松弛，稳定性下降，小关节增生，而导致颈椎出现各种病理改变，刺激或压迫周围组织而发生疾病。外因主要是慢性劳损和急性损伤。慢性劳损主要是长期不良的工作姿势和生活习惯，如长期低头、睡觉时枕头过高等；急性损伤如体育锻炼不当或跌扑、扭、闪等损伤颈部的软组织。此外，风寒湿邪气的侵袭也与本病的发生有密切关系。

一、颈椎病基础知识

（一）临床表现与诊断分型

颈椎病表现复杂，因影响或压迫的组织不同，所产生的症状和体征也不同，根据病变损害及症状表现，一般分为颈型、神经根型、脊髓型、椎动脉型、交感神经型和混合型六型颈椎病。

1. 颈型颈椎病　颈项疼痛不适，易于疲劳，反复发作，持续数月或数年。多在低头劳累、睡眠、受寒、颈部突然扭转后诱发，可累及或扩散至肩背部等。伴有颈项部僵硬感，或头颈转动时有异响。查体可见颈椎生理曲度减弱或消失，活动正常或轻度受限，颈部肌肉痉挛，棘突间及两侧可有压痛，多无放射痛。X线检查可见颈椎退行性改变，生理曲度变直或消失。

2. 神经根型颈椎病　特点是颈部神经根受到刺激或压迫。典型症状是放射性神经痛，即颈肩臂痛向前臂或手指放射，疼痛呈烧灼样或刀割样。上肢发沉无力，麻木、虫爬等异常感，持物不稳或失落现象。颈部发硬、发僵，活动受限，或颈部呈痛性斜颈畸形等。查体可见病变节段间隙、棘突旁压痛，相应神经分布区域有压痛、放射痛或麻木症状。颈椎生理曲度变直或消失，甚至反弓，棘突旁有条索状或结节状阳性物等。叩顶试验、引颈试验、椎间孔挤压试验、臂丛神经牵拉试验阳性。X线正位片可见椎间隙变窄，斜位片可见椎间孔变窄或有骨刺形成等。

3. 脊髓型颈椎病　特点是各种病理改变形成的突出物对脊髓造成的压迫。一般起病缓慢，逐渐加重或时轻时重，外伤可引起突然加重急性发病。该型以慢性进行性四肢瘫痪为主，表现为步态不稳、易摔倒，下肢无力沉重，足下踩棉花感，手或肢体麻木，僵硬不灵活，握物不稳，写字、持筷不方便等。有些患者有胸或腹部束带感，尿频、尿急或排尿困难，或便秘等症状。查体可见四肢肌张力增高，肌力减弱，腹壁反射和提睾反射减弱。肱二头肌、肱三头肌肌腱及膝、跟腱反射亢进，出现髌阵挛、踝阵挛，霍夫曼征和巴宾斯基征阳性，痛、温觉减退等。CT或MRI检查可见颈段脊髓受压变形。

4. 椎动脉型颈椎病　特点是椎间关节退变压迫并刺激椎动脉，引起椎基底动脉供血不足。典型表现为位置性眩晕，即当头部过屈、过伸位或转向某一方位时出现眩晕，甚则猝倒但神志清醒。常伴见恶心、呕吐、视物模糊、一过性耳聋、耳鸣等。X线检查可见钩椎关节侧方或关节突关节骨质增生，椎动脉造影或磁共振血管成像（magnetic resonance angiography，MRA）可见椎动脉狭窄、扭曲、入横突孔异常或呈串珠样痉挛。

5. 交感神经型颈椎病　本型颈椎病的主观症状多，体征少，诊断相对困难。可出现颈肩背酸痛，头晕、目眩；面部麻木或半身麻木，发凉感；耳鸣、耳聋或听力下降；眼窝胀痛，易流泪或干涩，视物不清；咽部不适或异物感；局部或半侧肢体无汗或多汗；胸闷、心悸，血压不稳；腹泻或便秘；情绪不稳定，睡眠不好，对疾病恐惧、多虑等。

6. 混合型颈椎病　具有上述两种或两种以上类型的症状者。通常是以某型为主，伴有其他型的部分表现。

（二）诊断标准。

1. 影像学检查　影像学检查是诊断该病的重要依据，包括X线、CT、MRI等检查，其中X线检查最为常用。①X线检查：观察颈椎的生理曲度是否正常、椎间隙是否改变、是否有骨质增生、关节错位等情况。拍摄颈椎正、侧和斜位片。可见颈椎生理曲度异常（前凸消失、平直甚或反弓）、椎间隙变窄、韧带钙化、椎体前后缘增生、钩椎关节或关节突关节骨质增生或骨赘形成、椎间孔变形或缩小、椎管狭窄、颈椎半脱位等。必要时做张口位片，看寰枢关节是否有半脱位。②CT和MRI检查：对于椎间盘突出的位置、移位方向、大小显示清晰，清楚了解椎间盘突出程度，神经根、脊髓是否受压及受压的情况。

2. 诊断原则　确定颈椎病的诊断，必须具备以下3个条件。①具有相关类型颈椎病比较典型的症状和体征。②影像学检查存在神经、血管、硬膜囊和脊髓压迫与刺激，同临床表现具有相对明确的因果关系。

（三）康复评估方法

1. 康复功能评定 对颈椎病患者从颈椎的活动度、手指功能、下肢功能、疼痛与压痛点、感觉与反射、肌力与肌张力等方面进行评定。

2. 中医辨证评定 中医认为本病的原因在于肝肾不足、气血亏虚，以致经络筋骨失养，复因外感风寒湿邪或劳累过度或跌扑损伤，痹阻经络，经气不利，或经络受损，淤血凝滞，气血运行不畅而发病。①肝肾亏虚：颈项、肩背酸软，持物不稳，肢体麻木无力甚或瘫痪，肌肉萎缩，头晕头痛，耳鸣耳聋，视物不清，失眠健忘，或伴腰膝酸软，舌淡苔薄，脉沉细。②气血两虚：颈项肩背疼痛不适，眩晕耳鸣，头昏眼花，气短乏力，神疲懒言，面色少华，食欲缺乏，失眠多梦，舌淡，脉细。③风寒痹阻：颈项僵硬疼痛，疼痛较剧，痛处固定，可牵掣至肩背上肢，得热痛减，遇寒加剧，舌淡苔白，脉浮紧。④劳损血瘀：颈项肩背刺痛，遇劳加剧，痛处固定不移，拒按，舌质紫暗，脉细涩。

（四）康复治疗

传统功法具有舒筋活血、解痉止痛、疏经通络、强筋健骨等作用。通过活动颈、肩关节，缓解颈肩肌肉紧张痉挛，加速局部血液循环，维持颈部肌肉力量平衡，防止肌肉关节粘连，加强关节稳定性，从而减轻或解除对组织的刺激或压迫，达到治疗效果或预防疾病复发的目的。

1. 分期论治 颈椎病在急性期可选择静功或放松功，同时可以配合针灸、推拿、理疗等其他疗法；在慢性期、恢复期和治愈后都应以颈部主动功能锻炼为主。进行功法练习，可选择八段锦、易筋经、太极拳、少林内功等，运动频率和运动强度根据患者康复评估结果制定，并根据恢复情况逐步增加或调整。

2. 中医辨证施功 ①肝肾亏虚：可着重练习八段锦中的第三式调理脾胃须单举、第六式双手攀足固肾腰和第七式攥拳怒目增气力。②气血两虚：可着重练习八段锦中的第一式两手托天理三焦和第三式调理脾胃须单举。③风寒痹阻：可着重练习八段锦中的第二式左右开弓似射雕和第四式五劳七伤往后瞧。④劳损血瘀：可着重练习八段锦中的第四式五劳七伤往后瞧和第六式双手攀足固肾腰。

（五）注意事项。

1. 功法贵在坚持，要持之以恒，不能急于求成，做好长期与疾病斗争的思想准备。

2. 注意日常养护：避免长时间低头或保持某一姿势太久；合理使用计算机、手机等；注意颈肩部保暖、避免风寒；睡眠选择合适枕头等。

3. 急性期症状严重时，应先做其他疗法，病情缓解后再行功法练习。

4. 椎动脉型眩晕明显时，左右旋转颈椎时，需根据个人情况选择幅度大小；脊髓型当出现霍夫曼征和巴宾斯基征阳性、痉挛性瘫痪和大小便失禁时，应尽早手术治疗。

二、康复实施流程示范

以下以一个颈椎病患者康复治疗为例，示范康复实施流程。

（一）案例分析

患者为中年女性，颈项背部酸痛，时间长、病程久，肌肉紧张，头颈转动时有异响，无手指麻木、头晕头痛等症状。查体颈项背部肌肉僵硬发紧，触之有条索样病变，$C_{5\sim7}$棘突旁、肩井穴压痛明显，结合X线检查，符合颈型颈椎病的诊断。该患者颈椎病处于早期阶段，病理发展情况还未影响或压迫周围组织，应积极主动进行功法练习，达到良好治疗效果，避免病情加重而引起更严重的问题。结合患者平素易疲劳、舌淡、脉沉细，考虑中医辨证为气血两虚型，建议练习静功中的呼字诀和呬字诀，放松功和八段锦中的第一式两手托天理三焦、第三式调理脾胃须单举和第四式五劳七伤往后瞧，拔伸筋骨、调理脾胃，每次至少30～40分钟，每日2次或以上，反复锻炼，必能取得良好效果。

（二）制定传统运动治疗处方并带练

指导患者练习。静功中的呼字诀和呬字诀。每字吐6次，早晚各练习3次。

（1）放松功练习：颈椎依次缓慢前屈、后伸、左右侧屈、左右旋转。再依次左耸肩、右耸肩、左右交替耸肩、左右同时耸肩。每次5～10分钟，每天可不定时练习，至少2次。

（2）八段锦练习：第一式两手托天理三焦、第三式调理脾胃须单举和第四式五劳七伤往后瞧。每次10～20分钟，每天2次。

（三）传统运动处方的随访和调整

10天后随访和处方调整：颈背部疼痛明显改善，六字诀全套练习，嘘、呵、呼、呬、吹、嘻，每字吐6次，早晚各练习3次。放松功同前。八段锦全套练习，每次30分钟，每天两次。

1月后随访和处方调整：患者颈背痛消失。嘱咐患者继续练习，可增加易筋经中的倒拽九牛尾和九鬼拔马刀或太极拳练习。同时，避免长时间低头工作或保持某一姿势太久，注意颈肩部保暖，避免风寒，选择合适枕头。

第三节　腰椎间盘突出症的传统运动康复

案例导入

【案例】

患者，男，38岁，长途货车司机。间断腰痛伴左下肢麻痛2月余。患者两月前出现间断腰部不适，伴左下肢麻木疼痛，弯腰及久坐后加重，休息后稍缓解。自行前往诊所就诊，予膏药贴敷、输液等对症处理（具体不详），未见明显好转。1小时前患者打喷嚏后腰痛加重，伴左下肢麻木乏力，翻身、转侧活动不利，遂于就诊。腰椎CT提示：$L_{4\sim5}$椎间盘膨出并突出，$L_5\sim S_1$椎间盘突出；腰椎轻度骨质增生。刻下：神志清，精神可，腰部疼痛不适，左下肢麻木疼痛，活动受限，纳可，睡眠一般，二便调，近期体重无明显变化。舌暗红，苔薄白，脉涩。

【问题】

如何为腰痛患者制定传统运动处方，并指导患者实施？

腰椎间盘突出症，主要是指腰椎，尤其是$L_{4\sim5}$，$L_5\sim S_1$、$L_{3\sim4}$的纤维环破裂和髓核组织突出，压迫和刺激相应水平的一侧或双侧腰部神经根或脊髓所引起的一系列症状和体征。20～50岁的体力劳动者是易发人群，好发部位在$L_{4\sim5}$，$L_5\sim S_1$，男性多于女性。在中医为腰痛。

一、腰椎间盘突出症基础知识

（一）诊断标准

1. 病史 ①损伤和劳损：长期弯腰或久坐、久站积累性的腰部劳损。②寒冷刺激：长期受到寒冷刺激，使腰背部肌肉、血管痉挛、收缩，影响局部血液循环，进而影响到椎间盘的营养供应。

2. 临床表现 ①腰痛：多位于腰骶部附近，程度轻重不一。行走时间长、久站或咳嗽、打喷嚏、排便等腹压增高时会加重，休息后稍缓解。疼痛多为间歇性，少数为持续性。②下肢放射痛：常沿大腿后侧向下放射至小腿外侧、足跟部或足背，麻木、乏力、皮肤感觉减退。③大小便功能变化：如果是巨大突出或中央型突出导致马尾神经损害会引起会阴区麻痹，便秘、排便困难，尿频、尿急、尿潴留，严重者二便失禁。

3. 体征 ①脊柱侧弯：多数患者多伴有不同程度侧弯。②活动受限：腰部前屈、后伸、左右侧弯、旋转等不同程度受限。③下肢肌肉萎缩、肌力下降：腰部神经根受压与下肢长期失用会逐渐导致下肢肌力下降、肌肉萎缩。

4. 特殊检查 ①直腿抬高试验和加强试验。②屈颈试验。③挺腹试验。④下肢后伸试验。

（二）康复评估方法

对于腰腿痛患者，可以从腰痛、腿痛的疼痛程度，日常活动自理能力（如洗漱、穿脱衣、穿鞋等活动），提起物体能力，行走、坐、站立是否引发或加剧疼痛，是否影响工作、睡眠、运动、性功能等方面进行评估。

（三）康复治疗原则

1. 功法选择 太极拳、少林内功、八段锦、易筋经、五禽戏、六字诀等功法，具有强筋健骨、疏通经络气血的功效，增强肌肉的柔韧性和运动的协调性，减轻腰痛患者症状和体征，预防腰腿痛发作。

2. 训练强度 ①低强度以卧位训练为主，配合一定的呼吸、意念练习。②中强度以原地肢体练习、站桩为主，配合一定的呼吸、意念练习。③高强度以套路练习为主，配合一定的呼吸、意念练习。

3. 训练时间 每次5～15分钟，根据个人情况、训练强度适当调整。

4. 训练频率 每天2～3次，坚持天天练习。

二、康复实施流程示范

以下以一个腰椎间盘突出症患者的康复治疗为例，示范康复实施流程。

（一）案例分析

收集到该患者的病情资料如下。①病史：患者，男性，38岁，长途货车司机。长期久坐、搬货物病史。②临床表现：腰痛伴左下肢放射痛两月余，弯腰及久坐后加重。③体征：腰背肌紧张，腰椎活动稍差，$L_{4\sim5}$、$L_5\sim S_1$棘突两侧稍压痛。直腿抬高试验，左侧50°。直腿抬高加强试验左侧阳性，右侧阴性。双下肢肌力、肌张力、腱反射未见明显异常。④辅助检查：$L_{4\sim5}$椎间盘膨出并突出，$L_5\sim S_1$椎间盘突出。

结合患者病史、临床表现、体征、辅助检查，初步评估患者符合腰椎间盘突出症的诊断。

患者病程不足3月，腰痛伴左下肢放射痛，活动稍受限，症状和体征尚不严重，影像学检查无明显椎管狭窄、椎体不稳、巨大中央型突出等，目前以保守治疗为主。腰椎间盘突出症的保守治疗方法包括针灸（针刺、艾灸、电针、拔罐、放血、穴位注射）、推拿、针刀、康复、中药、牵引等，配合传统功法，能有效增加腹肌、腰背肌及双下肢肌肉的力量，增强脊柱稳定性，且同时使韧带充分拉伸，弹性增强，有助于腰椎活动度的增强，有效改善腰椎间盘突出症患者疼痛和活动障碍，减少该病的复发或不复发。

（二）制定传统运动治疗处方并带练

患者在腰痛急性期，疼痛剧烈呈强迫体位时，可先进行针灸、推拿、牵引、中药等相应的临床处理；在练习过程中若出现症状加重则停止练习，及时就诊。

结合患者具体情况，第1个月，指导患者进行易筋经招式练习。若患者在腰痛急性期，疼痛剧烈呈强迫体位时，可先进行针灸、推拿、牵引、中药等相应的临床处理；在练习过程中若出现症状加重则停止练习，及时就诊。招式练习如下。

（1）第五式倒拽九牛尾：平步马档，左脚向左分开，比肩稍宽，两臂由体侧举至头上，掌心相对，屈膝下蹲，两掌变拳，经体前下落至两腿间，拳背相对。左右分推，两拳上提至胸，拳心向下，变拳为掌，左右分推，掌心向外，两臂撑直。倒拽九牛，成左弓步，两掌变拳，左手划弧至面前，拳高不过眉，右手划弧至身体后方。前俯后仰，上体前腑至胸部靠近大腿，再直腰后仰。其他姿势不变。

（2）第八式三盘落地：左脚横跨，左脚向左横跨一步，两脚相距比肩稍宽。仰掌上托，两臂由体侧向前仰掌上举，两臂伸直与肩相平、同宽。翻掌旋臂，两掌心翻转向下，两手掌内旋，肘往外展，两腿屈膝下蹲成马步，两手掌下按，悬空于膝部上方。三盘落地，两腿缓缓伸直；同时，两掌心翻转向上，上托至与肩平，再屈膝下蹲；同时，两掌翻转向下，按至膝部外侧。两腿缓缓伸直，同时，两掌心翻转向上，上托至与肩平，再屈膝下蹲；同时，两掌翻转向下，按至膝部外侧中部。两目平视。

（3）第九式青龙探爪：举掌侧腰，双手握拳上提，拳面抵两侧章门穴，拳心向上，右拳变掌，向前上举至头上位，掌心向左，上臂靠紧头，腰随势左侧弯，右掌心向下。转体屈指，向左转体至面部朝下，右手四指并拢，屈拇指按于掌心，掌心向下，右臂向左侧伸展。俯身探地，上体向左前下俯，右手掌随势推撑至左足正前方，触地按紧，双膝挺直。足跟不离地，抬头目前视。屈膝围收，成马步，转正，右臂划弧至右大腿外侧。右式与左式相同，唯方向相反。

（三）传统运动处方的随访和调整

（1）第2个月：在前1个月的基础上，动作要求更标准，配合一定的呼吸。

（2）第3个月：在医师的带领下尝试易筋经整套动作的练习，后续动作要领完全掌握后，坚持每日练习，能更好地增加腰腹力量，增强腰椎稳定性、灵活性，从而减少腰痛的复发或不复发。

第四节　特发性脊柱侧弯的传统运动康复

案例导入

【案例】

患者，男，23岁。2017年初诊主诉：发现脊柱侧弯10年余。患者10年前学校体检时，发现脊柱侧弯，当时未予重视，后发现脊柱侧弯角度加重，当地医院行针灸、推拿、整脊、电疗等方法，效果不佳，现为求诊治来我院就诊。见患者脊柱呈“S”形弯曲，无腰痛、背痛，无颈椎不适等。身高175 cm，体重60 kg，患者自然站立，手臂自然下垂，掌心向内，左肩高于右肩，胸椎后凸，翼状肩胛，两侧腰凹不对称，脊柱呈“S”形弯曲，棘突连线明显偏离中轴线，两侧腰部肌肉不对称，右侧腰部肌肉向内凹陷，右侧髂嵴高于左侧，脊柱前屈试验阳性。X线检查示：胸段以T_7为中心向右侧凸弯，胸腰段以L_1为中心向左侧凸弯，胸段Cobb角约20°，胸腰段Cobb角约30°。诊断：特发性脊柱侧弯。

【问题】

如何针对上述患者病情，针对性制定传统运动处方，并指导患者实施？

特发性脊柱侧弯是一种常见的脊柱疾病，中医称为“龟背”。是指脊柱在没有明确原因的情况下出现的在冠状面上的非结构性侧向弯曲。这种侧弯可能是由于多种因素的综合作用，包括遗传、生长发育、神经肌肉功能异常等，但具体的病因目前尚不完全清楚。特发性脊柱侧弯在全球范围内都有发生，但不同地区和种族之间的发病率存在差异。一般来说，女性患者的发病率高于男性，且多在青春期生长发育迅速的阶段出现。根据统计数据，特发性脊柱侧弯的发病率为2%～3%，其中以10～14岁的儿童和青少年最为常见。

一、特发性脊柱侧弯基础知识

（一）诊断标准

特发性脊柱侧弯的诊断主要依据患者的临床表现、体格检查和影像学检查。具体标准如下。

①临床表现：患者可能出现脊柱侧弯、双肩不等高、胸廓不对称等症状。②体格检查：医生通过观察患者的站立位、前屈位等姿势，评估脊柱的弯曲程度和类型。③影像学检查：X线检查是诊断特发性脊柱侧弯的主要手段，可以显示脊柱的弯曲程度、方向和旋转情况。Cobb角是评估脊柱侧弯程度的重要指标，通常认为Cobb角大于10°即可诊断为脊柱侧弯。

（二）康复评估方法

对于特发性脊柱侧弯患者，康复评估是制定个性化治疗方案的重要依据。评估方法如下。

1. 身体功能评估　评估患者的肌肉力量、柔韧性、平衡能力和协调能力等，以了解患者的整体身体状况。

2. 疼痛评估　通过询问患者疼痛的部位、程度和持续时间等，评估患者的疼痛情况。

3. 生活质量评估　通过问卷调查等方式，了解患者的日常生活能力、社交活动和心理状态等，以全面评估患者的生活质量。

4. 影像学评估　定期进行X线检查，观察脊柱的弯曲程度和变化情况，以评估康复效果和调整治疗方案。

（三）康复治疗原则

针对不同程度的脊柱侧弯，治疗方法如下。

1. 对于10°以下的轻度脊柱侧弯，可以通过姿势训练如不对称爬行和矫正体操来改善弯曲情况。

2. 对于10°～20°的中度脊柱侧弯，除姿势训练外，还可以在凸侧肌肉上进行侧方神经肌肉电刺激以增强肌肉力量。

3. 对于20°～40°的重度脊柱侧弯，主要的治疗方法是佩戴侧弯矫形器，同时也可以结合姿势训练、不对称爬行、矫正体操和侧方神经肌肉电刺激等辅助治疗。

4. 对于40°以上的严重脊柱侧弯或旋转畸形严重的患者，需要进行手术矫正，并在术后继续使用侧弯矫形器。

二、康复实施流程示范

以下以一个特发性脊柱侧弯患者的康复治疗为例，示范康复实施过程。

（一）案例分析

患者为青年男性，无其他基础疾病，胸段以T_7为中心向右侧凸弯，胸腰段以L_1为中心向左侧凸弯，胸段Cobb角约20°，胸腰段Cobb角约30°，未达到手术指征，保守治疗采用针灸、推拿、整脊、电疗等方法，效果不佳，考虑只进行了被动治疗，未结合主动运动康复治疗，造成康复效果不佳。考虑易筋经的各个招式对脊柱关节的运动锻炼具有较强的针对性，且可以通过每一招式的牵伸运动，抻筋拔骨、改善脊柱两侧肌肉的协调性，通过呼吸配合及改善胸廓运动功能。因此，选择易筋经中具有脊柱针对性的招式组成运动处方，每次可运动半小时以上，每日多次，反复锻炼，必能取得良好效果。

（二）制定传统运动治疗处方并带练

首诊功法指导：两侧肌肉同时对称发力。

（1）第一步打躬式：左脚向左平跨1步，两脚间距离与肩等宽，屈髋屈膝呈马步状，双掌心掩耳，十指抱头，鸣天鼓21次，随呼吸，两肘内收抱头，从头、颈、胸、腰、骶椎开始，缓慢前屈，再随呼吸，抬头、颈、胸、腰、骶椎，反复数次后身体回正。

（2）第二步韦驮献杵3式：左脚向左平跨1步，两脚间距离与肩等宽，随呼吸，两手臂内旋，双上肢徐徐提起至肩高，随呼吸，屈肘伸腕，伸肘合掌，双手尽力向外伸，保持背部肌肉紧张，深呼吸3次后，两臂外旋，伸肘，前臂内旋分掌，至双上肢呈一直掌从身前抬起，过胸后旋前臂，翻掌伸腕，掌心朝天，两掌上托，高过头顶，肘微屈，仰头，目观中指，随势足跟提起，以足前掌着地支撑身体，深呼吸3次后缓慢放下双手。

（3）第三步倒拽九牛尾：左脚向左大跨1步，屈膝屈髋呈马步状，身体向左呈左弓箭步，双手向内收紧，深呼吸3次后，身体右转，呈右弓箭步，双手向内收紧，反复数次后身体回正。

（4）第四步三盘落地式：左脚向左平跨1步，双手叉腰，挺胸直腰，目视前方，足尖内扣，屈膝下蹲呈马裆势，内旋前臂，翻掌下按，掌心朝下随呼吸俯掌置于膝盖上部，两肩放松，前胸微挺，头如顶物，双目前视，随呼吸屈髋屈膝下蹲，深呼吸3次，身体回正。

（5）第五步掉尾式：两脚并拢，身体直立，两手放于体侧，随着呼吸踮起脚跟，顿落足跟，翘起脚趾，反复数次。

（三）传统运动处方的随访和调整

第2个月随访和处方调整：锻炼方法同前，发力时凹侧大于凸侧，且倒拽九牛尾只做右侧。同时进行呼吸训练。刚开始的第1个月，指导患者行腹式呼吸，吸气时用尽全身力气将空气吸入腹部，憋住3秒左右，再缓慢将气吐出，吐气的尽头收紧肛门，将所有气一起吐出，配合改良版易筋经锻炼一起使用；用弹力带绑住腹部，再行腹式呼吸，嘱患者每日有意识地行腹式呼吸。

第3个月随访和处方调整：增加呼吸训练，吸气时有意识地将气吸入右侧腰凹、左侧胸凹处，憋住3秒后缓慢吐出，吐气的尽头收紧肛门，将所有气一起吐出，嘱患者养成每日使用此方式呼吸的习惯。

1年后随访和疗效评估。查体：两肩基本平行，两侧腰凹基本对称，脊柱呈“S”形弯曲，棘突连线偏离中轴线，较前好转，两侧腰部肌肉基本对称，右侧腰部肌肉凹陷，较前好转，右侧髂嵴稍高于左侧，脊柱前屈试验阳性。X线检查示：胸段以T_7为中心向右侧凸弯，胸腰段以L_1为中心向左侧凸弯，胸段Cobb角17°，胸腰段Cobb角约20°。患者体态改善明显。

第五节　慢性阻塞性肺疾病的传统运动康复

案例导入

【案例】

患者，女，71岁。反复咳嗽、咳痰15年，既往诊断为慢性阻塞性肺疾病。走路30分钟后气促明显，乏力，偶有黄痰，口干，咳嗽、气促近期无明显加重，平卧可耐受，容易烦躁易激惹，纳少，腰酸，大小便无明显异常。近一年内2次跌倒，均未发生明显骨折。3年前脑梗死病史，遗留有头昏症状，无明显偏瘫，日常生活基本可自理。舌红，苔薄白，脉弦。肺功能检查：使用支气管扩张剂后FEV_1/FVC为75%，FEV_1占预计值的85%。

【问题】

如何针对性为患者制定传统运动处方，并指导患者练功，帮助患者提高肺功能，提高生活质量？

慢性阻塞性肺疾病（chronic obstructive pulmonary disease，COPD）是一种以持续气流受限为特征的疾病，其气流受限进行性进展，与气道和肺脏对有毒颗粒或气体的慢性炎性反应增强有关。中医称之为喘证、肺胀。根据《慢性阻塞性肺疾病全球倡议2025版》（GOLD，2025），COPD现已成为全球三大致死病因之一，综合阻塞性肺部疾病负担项目等大型流行病学研究，全球COPD患病率估计为10.3%，且由于持续暴露于COPD危险因素及人口老龄化趋势，全球COPD疾病负担预计在未来数十年将持续加重。

呼吸康复，即肺康复，是一项基于全面患者评估的综合干预措施，随后实施针对患者个体化定制的治疗方案，包括但不限于运动训练、教育、旨在改变行为的自我管理干预，旨在改善慢性呼吸系统疾病患者的身体和心理状况，并促进长期坚持有益健康的行为。已成为慢阻肺康复的重要措施，可以稳定或逆转疾病的全身表现，减轻症状，优化功能状态，增加患者依从性，并减少医疗费用。中医学中的喘证、或肺胀病与COPD临床表现相似，《灵枢·胀论》曰：“肺胀者，虚满而喘咳。”《金匮要略》对肺胀的论述为：“咳而上气，此为肺胀，其人喘，目如脱状。”

一、慢性阻塞性肺疾病基础知识

（一）诊断评估

1. 慢性阻塞性肺疾病的诊断与分级　慢性阻塞性肺疾病的诊断评估主要依据肺功能。参照中华医学会呼吸病学分会慢性阻塞性肺疾病学组发表的COPD诊治指南（2021年修订版），慢性阻塞性肺疾病诊断标准如下。①任何有呼吸困难、慢性咳嗽或咳痰、反复发作下呼吸道感染病史和/或既往暴露于疾病危险因素。②诊断时需进行肺功能检查。使用支气管扩张剂后第一秒用力呼气量（forced expiratory volume in first second，FEV_1）与用力肺活量（forced vital capacity，FVC）的比，即$FEV_1/FVC < 70\%$，可确认存在持续性气流受限。

2. 慢性阻塞性肺疾病分级标准　Ⅰ级（轻度），FEV_1占预计值的百分比≥80%；Ⅱ级（中度），

FEV_1占预计值的百分比≥50%且<80%；Ⅲ级（重度），FEV_1占预计值的百分比≥30%且<50%；Ⅳ级（极重度），FEV_1占预计值的百分比<30%。

3. 中医辨证

（1）痰热阻肺证：喘憋，咳嗽，咳痰，痰黄，舌红，苔黄，脉滑数。

（2）肺脾肾不足证：咳嗽，神疲，乏力，动则喘甚，纳少，便溏，腰酸，腿软，舌淡红，苔薄白，脉细弱。

（3）痰热腹实证：咳嗽，胸闷，腹胀，大便干，数日一行，舌红，苔黄，脉数。

（二）传统运动处方原则

1. 功法选择 以爱好、习惯为主，应尽量选择和缓匀速之法，避免憋气和过度发力。

2. 运动强度 可根据不同功法调节。例如，太极拳等可根据站桩式的架势高低来调节强度，有些功法则可用发力速度或动作速度来控制强度。

3. 时间、地点、频率 因人而异，需持之以恒。一次通常约30分钟，1～2次/日。日出雾散后方开始练习，天气晴朗时可在户外，天气不佳时在室内。

4. 分期治疗 提倡早期呼吸康复，多采取卧床休息，床头抬高30°，或端坐。以静功、卧功为主进行康复。稳定期，适当增加动功，设置靶心率目标，运动强度逐渐增加，运动时间以患者能耐受为基线，一般从15～30分钟起，逐步增加。

二、康复实施流程示范

以下以一个COPD患者的康复治疗为例，示范康复实施过程。

（一）案例分析

根据患者病情，患者目前处于非急性发作期，严重程度为轻度，根据患者年龄，计算患者的低强度靶心率为（220～71）×60%，结果为90次/分，为患者佩戴心率监测腕表，尝试走路运动，速度达到心率90次/分的程度，开始维持，时间保持18分钟，患者出现明显疲劳、气促。将患者运动时长基线设置为15分钟。中医辨证患者为肺肾阴虚，考虑选取强壮肺肾的功法为主。

（二）制定传统运动处方并解释和带练。

1. 第一步准备运动 为保证训练安全有效，充分进行准备运动，每节运动量及动作幅度慢慢加大。体弱及心肺功能低下者，仅此部分即可作为初期训练的主要内容。准备运动常进行10～15分钟。可采用放松功。

（1）预备式：立位，两脚分开，与肩同宽，两臂自然下垂，全身放松。头部放松，念“松”；颈部放松，念“松”；以此类推，两肩—手臂—腹部—腰部—两手—大腿—膝盖—小腿—足背—脚趾放松，念“松”。

（2）压腹呼吸：主要是腹式呼吸配合上肢的准备运动，屈肘在整套操中多次出现，中医认为“心肺有邪，其气留于两肘”，通过屈肘可以畅通心肺两经。预备式，立位，两脚分开，与肩同宽，双手置于腹部。全身放松。1～2拍，经鼻吸气，腹部逐渐隆起，同时双手打开呈自然水平位。3～8

拍，经口缩唇呼气，腹部收缩，同时用手轻压腹部，腹部收缩。重复。

（3）单举呼吸：练习时两手距离尽量拉开，可增加内脏蠕动，调理脾胃，帮助消化。所谓“调理三焦，通调水道”。预备式，立位，两脚分开，与肩同宽，双手自然垂于体侧。1～2拍，经鼻吸气，腹部渐隆，同时双手经体前托举至胸前，掌心向上，指间相对。3～6拍，经口缩唇呼气，腹部收缩，同时左手自胸前上举至头顶上，掌心向上，右手掌心向下，移至体侧，两臂尽量伸直。7～8拍，还原。第二个八拍左右方向相反。

（4）转腰呼吸：旋腰可起到按摩内脏的作用，配合腹式呼吸，横膈上下运动幅度增加，也可加速肺肝脾胃血液循环，提高脏腑功能。预备式，立位，两脚分开，与肩同宽，双手掌撑于腰部，虎口向下。1～2拍，经鼻吸气，腹部渐隆，同时腰向左侧、正前方旋转。3～8拍，经口缩唇呼气，腹部收缩，同时腰向右侧、后方旋转至还原。第二个八拍前后左右方向相反。

（5）压胸呼吸：预备式，立位，两脚分开，与肩同宽，双手指尖点按于胸部。1～2拍，两肩后张，肩胛骨内收，微微扩胸，肘关节向下向内，同时经鼻吸气，腹部逐渐隆起，两腿伸直。3～8拍，上体稍前倾，肘关节向外向上抬起，肩胛骨抬起，身体缓慢前倾，两手轻轻压胸，同时经口缩唇呼气，腹部收缩，双膝微屈。重复。

2. 第二步达到靶心率的运动　运动训练要取得理想的效果必须达到一定的运动量且持续一段时间。初学者可先跟上节奏，再考虑动作质量，最后配合呼吸。功法招式可选用八段锦双手托天理三焦、左右开弓似射雕、两手攀足固肾腰，五禽戏鸟戏、鹿戏，注意配合呼吸运动，包括腹式呼吸和缩唇呼吸。原则上第1拍经鼻吸气，腹部渐隆；2～4拍经口缩唇呼气，腹部慢慢内收，吸呼比1∶3；第5～8拍重复，循环练习。若练习轻松，则可通过把马步扎得更深更低、肢体更用力等方法来进一步增加运动量。达到靶心率的运动通常进行20～30分钟。最后站桩练习3～5分钟，收功。

3. 第三步整理运动　整理运动常进行10分钟左右，采用八段锦背后七颠百病消招式，不限七次，反复多做，配合呼吸。最后搓手、摩面、梳头、叩齿、鼓耳。

（三）告知患者注意事项和治疗总结

练功过程中的呼吸，以鼻吸口呼合并缩唇为好，保持运动节奏合拍，可长呼气、短吸气，不憋气前提下以顺腹式呼吸为主或自然呼吸。运动前充分放松，运动中避免要屏气、突然发力或过度紧张；注意预防跌倒等意外的发生，避免单独练习，注意保暖，避免受凉。

—• 考试知识点总结 •—

—• 本章小结 •—

—• 协和云课堂……　拓展练习及参考答案 •—

（郑永亮　马向丽　田小婷　吴俊霞　王　锐）

参考文献

［1］陈健尔，李艳生.中国传统康复技术［M］.北京：人民卫生出版社，2019.

［2］陈秋言，邹灿，万李，等.站桩功的中医理论诠释［J］.中国运动医学杂志，2024，43（07）：587-591.

［3］陈鑫.陈鑫陈氏太极拳图说［M］.北京：北京科学技术出版社，2017.

［4］陈正雷.陈氏太极拳［M］.山西：山西科学技术出版社，1999.

［5］冯世纶.中医传统运动健身疗法［M］.北京：人民军医出版社，2011.

［6］盖・梅多斯.安睡手册：重获好眠的5周课程［M］.苑成梅，葛方梅，李静茹，许珊珊，译.上海：上海科学技术出版社，2021.

［7］龚厦莉，贾超.改良版易筋经结合呼吸训练治疗脊柱侧弯1例［J］.中医药导报，2019，25（17）：130-132.

［8］国家体育总局健身气功管理中心.功法知识［EB/OL］.（2025-07-17）［2025-07-17］.https：//www.sport.gov.cn/qgzx/n5407/index.html

［9］国家体育总局健身气功管理中心.健身气功・五禽戏［M］.北京：人民体育出版社，2003.

［10］国家体育总局健身气功管理中心.健身气功马王堆导引术［M］.北京：人民体育出版社，2023.

［11］国家体育总局健身气功管理中心.健身气功新功法丛书健身气功马王堆导引术［M］.北京：人民体育出版社，2009.

［12］侯雯，牛爱军.国术健身马王堆导引术［M］.北京：人民邮电出版社，2024.

［13］纪树荣.运动疗法技术学［M］.2版.北京：华夏出版社，2011.

［14］康涛.五禽戏与五行五脏学说［J］.保健医苑，2014，（2）：36-37.

［15］李辉，肖明中，李恒飞，等.中医禁食疗法专家共识（征求意见稿）2019年第1版［J］.中西医结合肝病杂志，2019，29（6）：577-580.

［16］刘琳.五禽戏术式及功效的历史渊源［D］.北京中医药大学，2012.

［17］刘天君.中医气功学［M］.9版.北京：中国中医药出版社，2012.

［18］刘玉超，陈文华.传统功法康复学［M］.北京：中国中医药出版社，2022.

［19］吕立江.推拿功法学［M］.北京：中国中医药出版社，2021.

［20］吕立江，詹红生.推拿功法学［M］.1版.北京：科学出版社，2019.

［21］吕明.推拿功法学［M］.1版.北京：人民卫生出版社，2016.

［22］吕明，顾一煌.推拿功法学［M］.3版.北京：人民卫生出版社，2021.

［23］吕韶钧.陈式太极拳竞赛套路：看图学太极［M］.北京：北京体育大学出版社，2005.

［24］乔・卡巴金.不分心：初学者的正念书［M］.北京：中国华侨出版社，2014.

［25］沈鹤年，董斌.实用气功疗法教程［M］.武汉：武汉大学出版社，1987.

［26］宋乃光.传统运动疗法［M］.北京：中国中医药出版社，2001.

［27］孙伟.失眠疗愈［M］.西安：世界图书出版西安有限公司，2018.

［28］王纯，Pigeon R Wilfred，张宁.失眠的认知行为治疗：标准方案及其变式［J］.临床精神医学杂志，2017，27（6）：3.

［29］张斌.中国失眠障碍诊断和治疗指南［M］.北京：人民卫生出版社，2016.

［30］张继；沈澍农.中国传统哲学与中医导引五禽戏发展探源［J］.南京中医药大学学报（社会科学版），2011，12（1）：26-29.

［31］郑永亮，秦一雨，陈亚，等.分级诊疗中睡眠疾病社区首诊模式的1例病案报道［J］.基层医学论坛，2022，26（8）：3.

［32］中国心理学会临床与咨询心理学专业委员会正念学组，中国心理卫生协会认知行为治疗专业委员会正念学组.正念干预专家共识［J］.中华行为医学与脑科学杂志，2019，28（9）：771-777.

［33］中华医学会呼吸病学分会慢性阻塞性肺疾病学组，中国医师协会呼吸医师分会慢性阻塞性肺疾病工作委员会.慢性阻塞性肺疾病诊治指南（2021年修订版）［J］.中华结核和呼吸杂志，2021，44（3）：170-205.

［34］朱金超，方婷，王小乐，等.中国人群颈椎病发病危险因素的Meta分析［J］.中医正骨，2024，36（10）：32-38.

［35］朱钰.体医结合背景下中医对青年颈椎病防治［C］//中国生理学会运动生理学专业委员会.2017年中国生理学会运动生理学专业委员会会议暨"学生体质健康与运动生理学"学术研讨会.2017.

［36］American Psychiatric Association DSM- Task Force Arlington VA US.Diagnostic and statistical manual of mental disorders：DSM-5™（5th ed.）.［J］.Codas，2013，25（2）：191.

［37］Hubbling A，Reillyspong M，Kreitzer M J，et al.How mindfulness changed my sleep：focus groups with chronic insomnia patients［J］.BMC Complementary and Alternative Medicine，2014，14.

［38］Ong J C，Rachel M，Zindel S，et al.A randomized controlled trial of mindfulness meditation for chronic insomnia.［J］.Sleep，2014（9）：1553-63.DOI：10.5665/sleep.4010.

附　录

附录A　临床验案

一、慢性失眠证

（一）案例

患者，35岁，女，企业行政办公人员。反复失眠多年。1年前就诊于某医院后开始服用艾司西酞普兰、右佐匹克隆，睡眠一般，半年前右佐匹克隆疗效降低，睡眠时间减少，加量至1片，因担心安眠药依赖性前来就诊。每到晚上患者会在22点上床，经常躺在床上想工作的事情，常常越想越难以入睡，越睡不着思绪越停不下来，最后只能依靠安眠药入睡。早上6点左右醒来，7点起床。白天几乎没有运动，中午午休2小时，白天易疲劳，累了会经常在床上躺，但基本睡不着。容易烦躁，情绪低落，否认自杀自残倾向。胃纳可，餐后腹胀，大小便调。身高175cm，体重65kg，否认睡眠打鼾、否认晨起口干，否认双下肢静止时不适。颈椎病史多年，否认躁狂发作史或躁狂抑郁交替情绪，否认精神病、癫痫史，无其他慢性病史。舌红，苔薄白，脉弦细。匹兹堡睡眠质量指数（Pittsburgh sleep quality index，PQSI）14分，失眠严重程度指数（insomia severity index，ISI）12分，焦虑自评量表61分，抑郁自评量表53分。

（二）处方制定思路和实施过程

患者存在慢性失眠症，根据国内外指南，推荐失眠的认知行为治疗，但考虑患者平时思虑过度，在刺激控制时，睡不着离开床会感觉无聊，五禽戏熊戏。根据中医五行理论，土对应思，可以缓解思虑情绪，同时功法简单，不开灯也可以练习，配合进行刺激控制，可以提高刺激控制的行为治疗依从性。白天结合乐眠操或易筋经增加运动，睡前练习三调养心功促进入睡。中午取消午休，疲劳时以三调养心功缓解疲劳。

二、睡眠呼吸暂停低通气综合征

（一）案例

患者，男，43岁。因头晕、失眠、睡眠打鼾、情绪易激惹，日间乏力就诊某三甲医院呼吸科，诊断为重度阻塞性睡眠呼吸暂停低通气综合征、重度低氧血症。拒绝进行气道正压治疗和手术治疗，于某社区医院住院求诊，建议行中医无饥饿禁食疗法4天。

（二）处方制定思路和实施过程

考虑患者的睡眠呼吸暂停低通气综合征与肥胖关系密切，建议患者采取健身气功运动加中医禁食疗法，方案如下。

1. 第一日水果餐 ①晨起测量体重，分发水果。水果餐饮食（三斤水果，分三餐服用）禁食其他食物。②中医禁食疗法中药餐包：茯苓15g 肉桂6g 白术10g 甘草10g 荷叶10g 黄芪15g，颗粒剂，饥饿时温水100ml冲服服用，3～6次/日。③饮水，每日饮水至少3L（包含中药量），肥胖症患者饮水3L。建议以温开水为主，可适当加入柠檬汁、蜂蜜以调味。④运动：上午、下午至少完整练习一遍坐式乐眠操，其余时间练习乐眠操第六式宽胸理气式。⑤每日餐饮时刻测量饥饿感。

2. 第二日正式禁食 ①晨起后测量体重。②清洁肠道：玄明粉20～30g冲入250～300ml温开水中一次性饮用，后再饮约500ml温开水，病房站立、散步约30分钟至1小时出现腹泻反应，腹泻5～6次会自行停止腹泻。如饮用玄明粉有恶心呕吐者，可服用生姜水以暖胃止呕。③饮水：每日饮水至少3升（包含中药量），建议以温开水为主，如不喜温开水者，可适当加入柠檬汁、冰糖以调味。④关于中药：每日9—10时、16—17时服用中药，其他时间只要有饥饿感都可取中药服用。⑤运动：走路10000步，上午至少一遍坐式乐眠操，下午至少一遍坐式易筋经。其余时间练习乐眠操第六式宽胸理气式。⑥每日餐饮时刻测量三次饥饿感。

3. 第三日禁食 ①晨起后测量体重。②饮水：每日饮水至少3L（包含中药量），建议以温开水为主，如不喜温开水者，可适当加入柠檬汁、冰糖以调味。③中药：每日至少三次服用中药，其他时间只要有饥饿感都可取中药服用。④运动：走路10000步，上午至少一遍坐式乐眠操，下午至少一遍坐式易筋经。其余时间练习乐眠操第六式宽胸理气式。⑤每日餐饮时刻测量3次饥饿感。

4. 第四日恢复饮食 ①晨起后测量体重。②晨起以小米粥、麦片粥为主食。③禁食后预防反弹科普讲座。④中午午餐告知可同时食用瘦肉水、水烫青菜、水烫牛肉等易消化食物。1日后可过渡至烂饭及少油食物，饮食总量应减少至原来的2/3。晚餐建议继续禁食7天以上，晚餐可食用中药禁食餐包巩固疗效。饮食恢复原则为由少到多、由软到硬。

5. 第五日疗效评估和后续随访 经上述治疗方案治疗后，患者四天减肥4kg，睡眠明显改善，随访3个月，睡眠良好，体重未明显反弹，失眠未见复发。

三、颈椎病

（一）案例

患者，女，19岁，医学院大三学生。因颈及右上肢疼痛1个月就诊。诉1个月来因复习备考，过度使用手机及伏案学习，出现颈部疼痛，伴右上肢放射痛，偶有右拇指麻木，低头时加重，活动受限。体检：颈椎生理曲度正常，$C_{4\sim6}$右棘旁压痛，并向右上肢放射，右侧转颈活动受限，右斜方肌、冈下肌压痛，压顶试验、椎间孔挤压试验、右臂丛牵拉试验均为阳性，神经系统检查无异常。颈部CT提示：$C_{5\sim6}$椎间盘轻度膨出，颈椎生理曲度变直。经针灸、颈椎牵引等治疗后，症状仍旧反复发作，患者感到很绝望。

（三）处方制定思路和实施过程

1. 易筋经打躬式自我治疗 让患者低头至最大程度，然后两手掩耳，固定头部，然后结合本体感神经肌肉易化法（preprioceptive neuromuscular facili-tation，PNF）技术的保持-放松技术，用力低头，与手做拮抗运动，保持5～10秒后放松头部，反复三次，患者头部活动受限、疼痛明显改善。

2. 预防复发 颈椎病好发的主要原因之一就是各种原因造成的长时间低头动作，造成了颈部前屈肌群损伤，后伸肌群缺乏运动，前后肌群不协调。因此，仰头锻炼后伸肌群是预防低头族颈椎病发生的重要措施。易筋经中掌托天门或者出爪亮翅就很好地满足了这个要求。另外，这一势操作简单、方便，同学们甚至可以在伏案学习间歇，不用离开座位，坐在凳子上练习。主要目的就是打破长时间低头习惯，保持颈部前后屈肌和伸肌肌群的平衡，预防颈曲弧度变直。

四、脊髓型颈椎病的康复治疗案例

（一）案例

患者，男，45岁。因脊髓型颈椎病2019年在某医院行颈椎手术治疗，术后1年，仍遗留双侧上肢麻木，震颤，对掌动作难以完成，夜间明显，影响休息，现于某社区卫生服务中心康复治疗。

（二）处方制定思路和实施过程

考虑患者术后时间较长，上肢麻木等后遗症恢复难度较大，应在原来康复治疗基础上结合主动自我训练，加强康复效果，考虑易筋经第一势、第二势可针对上肢和手腕进行牵伸运动，遂传授其易筋经第一、二势，并将第一势改为用力对掌挤压，加强牵伸力，建议患者平时休息时，多加训练，不限次数和频率。患者当日练习1小时后，欣喜地告知医生，已经可以顺利对掌，完成韦陀献杵第一势，而且上肢麻木明显改善（图A-1）。

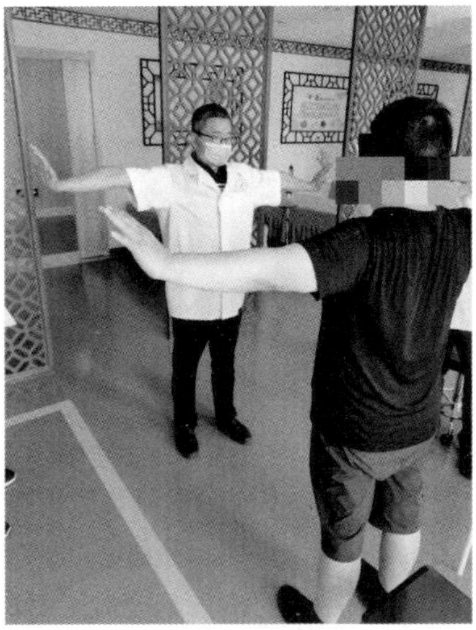

图A-1　指导脊髓型颈椎病患者练功场景

五、高血压

（一）案例

患者，女，39岁，高校教师。2021年9月发现血压升高，最高血压165/100mmhg，拒绝药物治疗，体重67kg，身高1.64m。既往妊娠高血压病史，母亲早发高血压病史并因脑出血去世。

（二）处方制定思路和实施过程

考虑患者高血压与肥胖关系密切，患者不爱运动，乐眠操第六势锻炼简单，无场地限制，可针对性锻炼腹部肌肉，遂建议进行中医禁食疗法配合乐眠操第六式锻炼，要求乐眠操第六式每日分3～5次练习1000次以上。患者禁食三天减肥3.6kg，后续晚餐禁食配合乐眠操第六式锻炼，坚持1个月进一步减重1.3kg，血压恢复正常，随访1年，血压正常。

六、胁肋部疼痛案例

（一）案例

患者，女，59岁。诉肝囊肿手术后右侧胁肋部疼痛3个月，烦躁不安、失眠、胃纳可、大便调，在某医院手术后复查未见肺部、肋骨等病变，颈椎间盘突出，右侧颈部第三四棘突旁压痛，右侧肩部天宗穴周围疼痛、酸胀不适，右侧胁肋部疼痛。停经6年余，1年前体检发现骨质疏松，下肢胫骨、上肢肱骨无明显压痛。

（二）处方制定思路和实施过程

考虑患者疼痛部位固定，易筋经第四势摘星换斗式配合呼吸可以针对性牵伸患者右侧颈肩胁肋部疼痛。遂教授患者此招式方法及呼吸配合方法，要求其每次十遍，每天3～5次，坚持1个月，随访，疼痛症状明显缓解。

七、腰痛病案例

（一）案例

患者，男，40岁。因腰部疼痛半年，加重伴右下肢麻木1个月就诊。诉半年前无明显诱因出现腰痛，弯腰及久坐后加重，卧床休息症状可减轻。1月前因搬重物致腰痛加重，不能翻身和坐起，伴右小腿外侧麻木。体检：脊柱腰段稍向右侧弯，腰部活动明显受限，右侧腰肌明显紧张。$L_{4\sim5}$右棘旁压叩痛，并向右下肢放射。右侧环跳、委中、承扶、昆仑穴压痛。屈颈试验阳性。直腿抬高试验，左80°、右30°。直腿抬高加强试验，左阴性、右阳性。腰椎MRI：$L_3\sim S_1$椎间盘膨出，舌质紫黯，脉涩。临床诊断；腰椎间盘突出症。

（二）处方制定思路和实施过程

给予患者中医推拿正骨治疗1次后，患者疼痛麻木明显减轻。为了巩固效果，避免复发，建议加强锻炼，增强核心稳定性。结合患者不爱运动的生活习惯，传授五禽戏鹿戏，鹿戏五行属水，与肾脏相应，中医认为腰为肾之府，鹿戏短小易学，不受场地限制，可以针对性牵伸腰部肌群，配合呼吸，补益肾气，缓解腰痛症状。嘱患者每日练习至少3遍，逐渐增加，患者坚持练习1个月，腰痛病完全缓解，随访半年，未见复发（图A-2）。

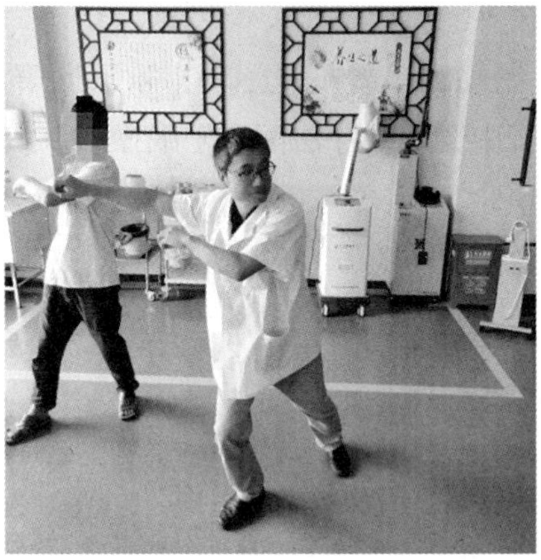

图A-2　指导腰痛患者练功场景

八、强直性脊柱炎

（一）案例

患者，男，23岁，大学生。诉腰骶部反复疼痛1年余。在某医院风湿免疫科诊断为强直性脊柱炎，曾服用激素及抗风湿病药物治疗半年，目前已停药，颈部活动受限不明显，腰骶部偶有轻度疼痛，晨起僵硬感较明显，脊柱活动度基本正常。红细胞沉降率和C反应蛋白1个月前复查未见异常，人类白细胞抗原B27（HLA-B27）阳性，检查肝功能、肾功能、细胞因子及骨代谢指标未见异常。X线检查：骶髂关节面模糊，边缘不规则，未见关节间隙变窄、消失甚至融合。MRI检查符合骶髂关节炎表现。

（二）处方制定思路和实施过程

患者自知该病目前尚无很好办法治疗，考虑患者是脊柱问题，易筋经十二势对脊柱的锻炼针对性很强。遂传授其锻炼方法，并告知易筋经最大的特点就是抻筋拔骨，对顽固性筋骨疾病效果明显，建议其每日坚持练习。患者练功半年后腰骶部疼痛症状改善。

九、直肠脱垂

（一）案例

患者，男，40岁，计算机程序员。反复直肠脱垂1年，便秘，严重时需用手帮助回纳直肠，肛周瘙痒。于某三甲医院肛肠科就诊后不建议手术治疗，遂求助于中医保守治疗，给予中药补中益气汤加减内服加外洗患部，每日一次。

（二）处方制定思路和实施过程

考虑八段锦背后七颠百病消，锻炼时需要提肛屏气，具有升阳举陷的作用，但垫步过猛不合适，遂将颠步改为足跟缓慢下落。每日建议分3次练习达100遍，以加强盆底肌功能。患者经上述治疗1月余，直肠脱垂、肛周瘙痒缓解，便秘改善。

十、脑梗死

（一）案例

患者，男，63岁。主因“左侧肢体活动不利1个月”曾在某医院神经内科住院1个月，出院后门诊康复。头颅CT检查见右侧基底节区脑梗死。现见：神志清楚，语言謇涩，口角㖞斜，头晕头痛，无视物旋转，无恶心呕吐，无二便失禁，右侧肢体无力伴麻木，行走需人搀扶，偏瘫步态，左上肢近端肌力Ⅳ级，肌肉挛缩屈曲状，肌张力升高呈折刀样，左下肢近端肌力Ⅲ级。右侧肌力肌张力无异常。舌暗红，苔黄厚腻，脉弦滑。

（二）处方制定思路和实施过程

患者迫切希望能改善左上肢痉挛状态。于是结合现代康复的PNF技术和易筋经掉尾势，为其制定了自我传统运功处方，简化打躬式（双手交叉，健侧协助患侧手臂前伸、收回胸前、下压），每日反复练习，患者1个月后，痉挛状态明显好转（图A-3）。

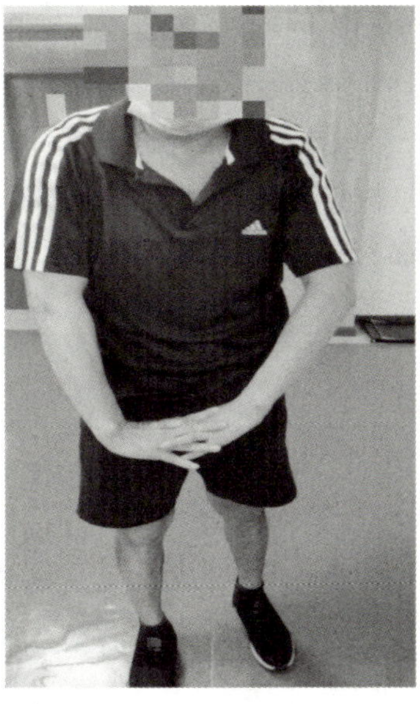

图A-3　脑梗死患者练功场景

十一、慢性阻塞性肺疾病

（一）案例

患者，女，70岁。患慢性阻塞性肺疾病多年，无法长时间、较高强度运动，失眠，夜间常躺在床上辗转难眠而烦躁不安，与丈夫分床睡，日间卧床3～4次，每次约1小时，容易烦躁、易激惹。近一年内2次跌倒，均未发生明显骨折，3年前脑梗死病史，遗留有头晕症状，无明显偏瘫，日常生活基本可自理。舌红，苔薄白，脉弦。

（二）处方制定思路和实施过程

患者有慢性阻塞性肺疾病多年，运动受限。鸟戏五行属金，在脏为肺。无法长时间、较高强度运动，五禽戏为低强度运动，不受时间、场地的限制。近一年内2次跌倒，均未发生明显骨折，3年前脑梗死病史，遗留有头晕症状，平衡功能失调，五禽戏鸟戏锻炼平衡功能，但初期锻炼宜缓慢，不用追求动作到位，注意配合呼吸，以意领气。患者失眠，夜间常躺在床上辗转难眠而烦躁不安，与丈夫分床睡，日间卧床3～4次，每次约1小时。容易烦躁、易激惹，虎戏五行属木，与肝相应，可以疏肝解郁，稳定情绪。结合失眠的认知行为治疗。如患者尚有精力，可练习完整的五禽戏。

十二、抑郁症

（一）案例

患者，男，16岁，初中学生。于2024年12月第1次寻求治疗，患者无明显诱因于2年前渐起情绪异常，主要表现为情绪差、不爱与周围人交往、缺乏感兴趣的事、不爱出门、性格执拗、自觉不如人，伴身体多处不适、浑身无力、浑身疼痛、胃痛、恶心、欲呕吐、胸闷、心脏刺痛、呼吸困难等。否认外伤史，否认药物过敏史。个人史，母孕体健，足月顺产，自幼发育良好，适龄上学，成绩一般，首次精神心理评估：汉密尔顿焦虑量表（Hamilton anxiety scale，HAMA）16分，汉密尔顿抑郁量表（Hamilton depression scale，HAMD）24项25分。临床诊断：伴有躯体症状的轻度抑郁发作。

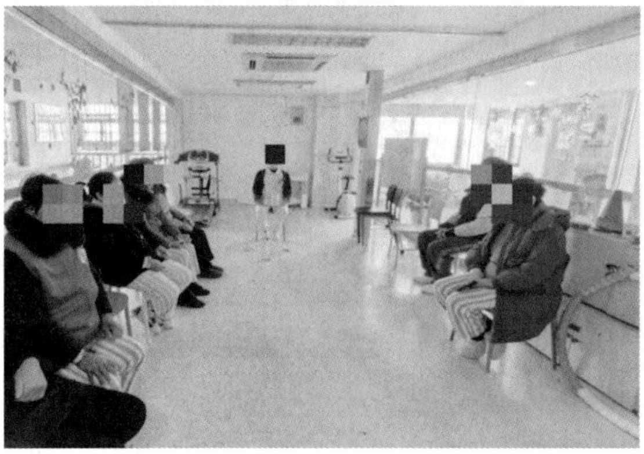

图A-4　指导抑郁症患者练功场景

（二）处方制定思路和实施过程

参加团体正念冥想。首先，向患者详细介绍正念冥想的概念和益处，指导患者取舒适的坐姿，闭上双眼并深呼吸，同时指导其注意呼吸流动，若有杂念，提醒患者保持杂念与心态平和相处，持续几分钟后，引导患者扫描身体。教授患者放松全身，双手自然放置于身体两侧，闭上双眼，缓慢呼吸，逐渐将注意力从面部、肩膀、胸、腹及臀、双腿顺序向下移动。同时正念冥想配合舒缓背景音乐，鼓励患者遇到困难时运用正念冥想方法缓解压力，每天训练15分钟，同时联合服用盐酸氟西汀胶囊治疗，每日20mg，早餐后服用。经过服药与冥想训练2周，患者自觉症状迅速缓解，心情较为平稳，有一定愉快感，未见明显躯体不适，睡眠8小时左右，HAMA 3分，HAMD 24项6分。

十三、广泛性焦虑障碍

（一）案例

患者，男，70岁，高中学历，已婚，退（离）休人员，汉族。于2024年6月第1次住院治疗。患者12年前手术后渐起睡眠差，焦虑，担心多，后自行好转；2023年3月份因朋友生病去世，上述症状再次出现，自行服用多塞平，后病情改善。2024年3月份症状加重，思虑较前增多，担心自己的身体，害怕生病，紧张不安，睡眠差，有时凌晨2—3点能睡着，有时整夜不睡，多梦易醒，白天精神差，不想做事，心烦不安，心情差，但尚能有愉快体验。2024年5月起开始唉声叹气，尚无消极言行，伴胃部不适、后背发麻、喉咙发哑等躯体不适感，胃口差，不想吃饭，大小便正常。多次门诊就诊调药，服用过多种药物，仍觉眠浅易醒，睡眠维持时间短，多梦，感觉睡眠断断续续的，体验感差。12年前食管癌手术史，过敏史、个人史、家族史无特殊。入院量表评估：PSQI 16分；HAMA 22分；HAMD 26分。临床诊断：广泛性焦虑障碍。

（二）处方制定思路和实施过程

入院后于每日早上9：00—9：50做乐眠操，指导患者穿着宽松衣服，身体直立，脚跟并拢，双脚之间成30°～60°，平视前方，面带微笑，每节动作先做50～100次，自我感觉身体有无不适，若无身体不适，再继续增至200～300次。①气海式，双手交叉，拇指相抵，双手与肚脐平行，左右转动躯干，且头部保持不动，左右各转动1次计为1次次数，目标次数200次。②命门式，双手置于腰后，一手握另一手手腕，左右转动躯干，头部保持不动，目标次数300次。之后做放松运动，身体直立，双脚分开与肩同宽，再半蹲，双手手指并拢，双臂前后自然摆动，最大限度加大摆动幅度，目标次数100次。③大椎式，双手手指并拢伸直，并放置颈后，掌心朝前，手避免碰触头颈部，左右转动躯干，头保持不动，目标次数200次。④百会式，双手交叉，置于头顶，双臂尽可能伸直，左右转动躯干，头部保持不动，目标次数200次，初始可做100次。结束后再做放松运动100次。⑤神庭式，双手手指并拢，上举于身体两侧，不可超过头部，手掌与头部平行，掌心朝前，左右转动躯干，头部保持不动，自然呼吸，目标次数300次。⑥膻中式，双臂交叉抱于胸前，左右转动躯干，头部保持不动，目标次数300次。结束后做放松运动100次。同时联合草酸艾司西酞普兰、阿普唑仑及盐酸曲唑酮片治疗。经过服药与乐眠操练习4周，患者目前情绪及睡眠较前改善，心情较

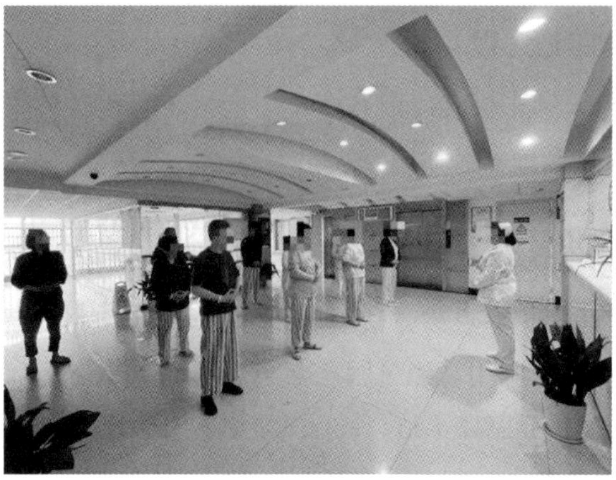

图A-5　指导广泛性焦虑障碍患者练功场景

为平稳，有一定愉快感，未见明显躯体不适，睡眠7小时左右，饮食正常，PSQI 4分；HAMA 5分；HAMD 24项6分。

十四、起病于童年和少年期的行为与情绪障碍

（一）案例

患者，女，15岁，初中学生，未婚，汉族。于2024年10月25日首次寻求治疗，总病程3年，主要表现为情绪差，容易烦躁，发脾气，在家中砸东西，情绪差时会出现胸闷、心悸、手抖、头痛、头晕、恶心等不适，食欲缺乏，有时不想吃饭，有时暴饮暴食，有自伤行为，用刀子划伤左前臂，存在消极想法。睡眠差，入睡困难，白天精力差，上课难以集中注意力，记忆力变差。否认外伤史，否认药物过敏史。个人史，母孕体健，足月顺产，自幼发育良好，适龄上学，成绩一般，临床诊断：通常起病于童年和少年期的行为与情绪障碍。首次精神心理评估结果如下。HAMA 25分；HAMD 27分。

（二）处方制定思路和实施过程

入院后由科室工作人员向患者解释八段锦相关知识，并发放患者视频及文字资料，每日单独或集体练习。单独练习：跟随线上练习视频练习，每周5次，每次练习1遍，集体习练，每周2次，每周一、周四进行，每次30分钟，由科室工作人员带领。同时联合服用盐酸氟西汀胶囊治疗，每日40mg，早餐后服用，舒肝解郁胶囊0.72g，早晚餐后服用。经过服药与八段锦练习4周，患者自觉症状缓解，心情较为平稳，有一定愉快感，未见明显躯体不适及自伤行为，睡眠8小时左右，HAMA 4分；HAMD 24项6分。

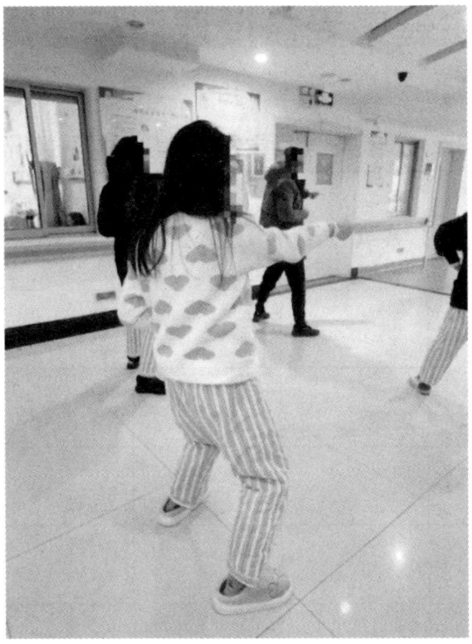

图A-6　青少年行为与情绪障碍患者练功场景

附录B　学生健康受益授课目标达成情况调查表

表B-1　传统运动疗法课程学习后学生身体素质提升情况统计表（开课初）

姓名	性别	年龄	体脂率	BMI	台阶试验	体位前屈试验	闭眼单脚站立	选择反应时	肺活量测试	握力	其他

表B-2　传统运动疗法课程学习后学生身体中医体质改善情况（开课初）

姓名	性别	年龄	平和质	湿热	气郁	阴虚	气虚	阳虚	特禀质	痰湿质	血瘀质

表B-3　传统运动疗法课程学习后学生身体素质提升情况统计表（结课后）

姓名	性别	年龄	体脂率	BMI	台阶试验	体位前屈试验	闭眼单脚站立	选择反应时	肺活量测试	握力测试	其他

表 B-4　传统运动疗法课程学习后学生身体中医体质改善情况（结课后）

姓名	性别	年龄	平和质	湿热	气郁	阴虚	气虚	阳虚	特禀质	痰湿质	血瘀质

附录C 睡眠障碍结构化临床访谈表

基本信息

姓名______ 性别______ 年龄______ 班级______ 学号______ 访谈时间______

主诉 睡眠不佳持续________ （日☐ 月☐ 年☐ ）

睡眠情况

晚上上床时间__________ 入睡所需时间__________

做梦频率__________ 夜间觉醒次数__________

每次觉醒时长__________ 觉醒后是否易再入睡 是☐ 否☐

早晨自然醒时间__________ 实际起床时间__________

白天疲劳感 是☐ 否☐ 白天犯困/打瞌睡 是☐ 否☐

有无午休习惯 有☐ 无☐ 午休时长 __________

不良习惯 床上从事非睡眠活动（如玩手机）是☐ 否☐

睡眠问题持续性与环境

每周≥3晚睡眠不佳 是☐ 否☐ 持续≥1个月 是☐ 否☐

睡眠机会不足 是☐ 否☐

躯体症状

睡眠打鼾 是☐ 否☐ 晨起口干 是☐ 否☐

反酸/烧心 是☐ 否☐ 腹胀 是☐ 否☐

胃纳（食欲）正常☐ 减退☐ 亢进☐

静息时腿部不适 是☐ 否☐

情绪与认知

易急躁/发脾气 是☐ 否☐ 莫名悲伤 是☐ 否☐

情绪高涨与低落交替 是☐ 否☐ 无意义感/轻生念头 是☐ 否☐

注意力不集中 是☐ 否☐ 记忆力减退 是☐ 否☐

用药史

曾用安眠药 是☐ 否☐ 药物名称__________ 剂量__________ 频率__________

其他症状

潮热/盗汗 是☐ 否☐ 畏寒/肢冷 是☐ 否☐

夜尿频 是☐ 否☐ 月经情况（女性）__________ 其他不适__________

其他病史及当前用药__________

家族史

本人/一级亲属梦游史 是☐ 否☐ 其他家族史__________

体格检查

身高____ cm 体重____ kg 改良马氏分级____ 血压____ mmHg 舌象______ 脉象______

附录D　阿森斯失眠严重程度指数量表

姓名______　性别______　年龄______　班级______　学号______　访谈时间______

评估内容（最近两周）

1. 入睡困难程度	A 无（0）□　B 轻度（1）□　C 中度（2）□　D 重度（3）□　E 极重度（4）□
2. 夜间易醒/睡眠中断	A无（0）□　B轻度（1）□　C中度（2）□　D重度（3）□　E极重度（4）□
3. 早醒程度	A 无（0）□　B 轻度（1）□　C 中度（2）□　D 重度（3）□　E 极重度（4）□
4. 睡眠满意度	A很满意（0）□　B满意（1）□　C一般（2）□　D不满意（3）□　E很不满意（4）□
5. 日间功能干扰度	A无干扰（0）□　B轻微（1）□　C有些（2）□　D较多（3）□　E很多（4）□
6. 生活影响程度	A 无（0）□　B 一点（1）□　C 有些（2）□　D 较多（3）□　E 很多（4）□
7. 焦虑痛苦程度	A 无（0）□　B 一点（1）□　C 有些（2）□　D 较多（3）□　E 很多（4）□

附录E 匹兹堡睡眠质量指数

姓名______ 性别______ 年龄______ 班级______ 学号______ 访谈时间______

睡眠时间（最近1个月）

1. 通常上床时间________点钟
2. 入睡所需时间________分钟
3. 通常起床时间________点钟
4. 实际睡眠时长________小时

睡眠问题频率（最近1个月）

5a. 入睡困难 （1）无 □ （2）<1次/周 □ （3）1～2次/周 □ （4）≥3次/周 □

5b. 夜间易醒/早醒（1）无 □ （2）<1次/周 □ （3）1～2次/周 □ （4）≥3次/周 □

5c. 夜间如厕 （1）无 □ （2）<1次/周 □ （3）1～2次/周 □ （4）≥3次/周 □

5d. 呼吸不畅 （1）无 □ （2）<1次/周 □ （3）1～2次/周 □ （4）≥3次/周 □

5e. 咳嗽/打鼾 （1）无 □ （2）<1次/周 □ （3）1～2次/周 □ （4）≥3次/周 □

5f. 感觉冷 （1）无 □ （2）<1次/周 □ （3）1～2次/周 □ （4）≥3次/周 □

5g. 感觉热 （1）无 □ （2）<1次/周 □ （3）1～2次/周 □ （4）≥3次/周 □

5h. 做恶梦 （1）无 □ （2）<1次/周 □ （3）1～2次/周 □ （4）≥3次/周 □

5i. 疼痛不适 （1）无 □ （2）<1次/周 □ （3）1～2次/周 □ （4）≥3次/周 □

5j. 其他影响 说明：______ 频率：（1）无 □ （2）<1次/周 □ （3）1～2次/周 □ （4）≥3次/周 □

自评（最近1个月）

6. 睡眠质量 （1）很好 □ （2）较好 □ （3）较差 □ （4）很差 □
7. 药物催眠 （1）无 □ （2）<1次/周 □ （3）1～2次/周 □ （4）≥3次/周 □
8. 困倦感 （1）无 □ （2）<1次/周 □ （3）1～2次/周 □ （4）≥3次/周 □
9. 精力不足 （1）没有 □ （2）偶尔 □ （3）有时 □ （4）经常 □

附录F　抑郁自评量表

姓名______　性别______　年龄______　班级______　学号______　访谈时间______

症状描述（过去两周）　频率评分：1＝很少　2＝有时　3＝经常　4＝持续

1	闷闷不乐，情绪低沉	1□　2□　3□　4□
2	早晨状态最差	1□　2□　3□　4□
3	想哭或哭泣	1□　2□　3□　4□
4	睡眠不好	1□　2□　3□　4□
5	食欲减退	1□　2□　3□　4□
6	异性接触不愉快	1□　2□　3□　4□
7	体重下降	1□　2□　3□　4□
8	便秘	1□　2□　3□　4□
9	心跳加快	1□　2□　3□　4□
10	无故疲乏	1□　2□　3□　4□
11	头脑不清	1□　2□　3□　4□
12	做事困难	1□　2□　3□　4□
13	不安，平静不下来	1□　2□　3□　4□
14	对未来绝望	1□　2□　3□　4□
15	易生气激动	1□　2□　3□　4□
16	犹豫不决	1□　2□　3□　4□
17	无用感	1□　2□　3□　4□
18	生活无意思	1□　2□　3□　4□
19	死亡念头	1□　2□　3□　4□
20	兴趣丧失	1□　2□　3□　4□

附录G 焦虑自评量表

姓名______ 性别______ 年龄______ 班级______ 学号______ 访谈时间______

症状描述（过去两周） 频率评分：1＝很少 2＝有时 3＝经常 4＝持续

1	紧张着急	1□	2□	3□	4□
2	无故害怕	1□	2□	3□	4□
3	心慌惊恐	1□	2□	3□	4□
4	要发疯感	1□	2□	3□	4□
5	预感不幸	1□	2□	3□	4□
6	手脚发抖	1□	2□	3□	4□
7	头痛/颈背痛	1□	2□	3□	4□
8	衰弱疲乏	1□	2□	3□	4□
9	坐立不安	1□	2□	3□	4□
10	心跳快	1□	2□	3□	4□
11	头晕	1□	2□	3□	4□
12	晕倒感	1□	2□	3□	4□
13	呼吸困难	1□	2□	3□	4□
14	手脚麻木	1□	2□	3□	4□
15	胃痛/消化不良	1□	2□	3□	4□
16	尿频	1□	2□	3□	4□
17	手脚冰凉	1□	2□	3□	4□
18	脸红发热	1□	2□	3□	4□
19	失眠	1□	2□	3□	4□
20	做恶梦	1□	2□	3□	4□

附录H　艾普沃斯嗜睡量表

姓名______　性别______　年龄______　班级______　学号______　访谈时间______

情境描述（最近几月）　打瞌睡可能性评分：0＝从不　1＝轻度　2＝中度　3＝很可能

坐着阅读书刊	0□　1□　2□　3□
看电视	0□　1□　2□　3□
公共场所静坐（如开会）	0□　1□　2□　3□
乘车≥1小时（乘客）	0□　1□　2□　3□
下午躺下休息	0□　1□　2□　3□
坐着与人交谈	0□　1□　2□　3□
午餐后安静坐着（未饮酒）	0□　1□　2□　3□
堵车停车数分钟	0□　1□　2□　3□

附录Ⅰ Stop-Bang量表

姓名______ 性别______ 年龄______ 班级______ 学号______ 访谈时间______

项目	判断标准	是（1分）	否（0分）
S（打鼾）	打鼾声大（关上门仍能听到）	□	□
T（疲倦）	白天常感到疲劳、嗜睡或精力不足	□	□
O（目击）	有人观察到您在睡眠中呼吸暂停（呼吸完全停止≥10秒）	□	□
P（血压）	患有高血压或正在接受降压治疗	□	□
B（体重）	BMI＞35 kg/m^2 ［BMI＝体重（kg）/身高（m^2）］	□	□
A（年龄）	年龄＞50岁	□	□
N（颈围）	颈围＞40 cm（男性） 颈围＞37 cm（女性） （测量喉结水平）	□	□
G（性别）	男性	□	□